Contribution à l'Étude du Traitement des Anévrysmes de l'Aorte thoracique

PAR

Le Dr Marc RONGIER
ANCIEN EXTERNE DES HOPITAUX DE PARIS
MÉDECIN CONSULTANT A ROYAT

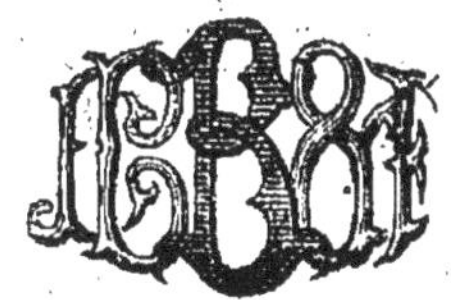

PARIS
LIBRAIRIE J.-B. BAILLIÈRE ET FILS
19, RUE HAUTEFEUILLE, 19
—
1914

Contribution à l'Étude
du
Traitement des Anévrysmes
de
L'Aorte thoracique

Contribution à l'Étude du Traitement des Anévrysmes de l'Aorte thoracique

PAR

Le Dr Marc RONGIER

ANCIEN EXTERNE DES HOPITAUX DE PARIS
MÉDECIN CONSULTANT A ROYAT

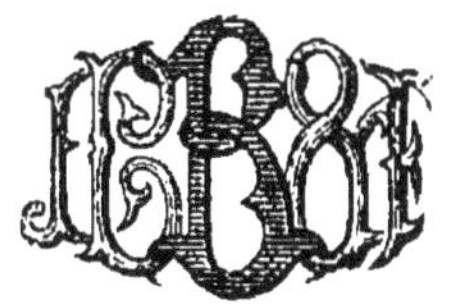

PARIS
LIBRAIRIE J.-B. BAILLIÈRE ET FILS
19, RUE HAUTEFEUILLE, 19

1914

CONTRIBUTION A L'ÉTUDE

DU

TRAITEMENT DES ANÉVRYSMES

DE

L'AORTE THORACIQUE

INTRODUCTION

« Si les lésions de l'aorte sont restées jusqu'à ce jour « trop souvent rebelles aux tentatives thérapeutiques, « c'est que leur cause habituelle était trop souvent « méconnue et que, ne le fût-elle pas, les moyens de « traitement dont nous disposions étaient assez peu « efficaces ; enfin l'intervention était trop tardive, se « produisant au moment où les altérations étaient déjà « irrémédiables.

« La situation n'est plus la même aujourd'hui. « Nous savons que la syphilis joue un rôle particu- « lièrement important dans le développement des « lésions aortiques ; nous possédons dans la réaction « de Wasserman un moyen précieux de la dépister. « D'autre part, les ressources thérapeutiques mises à

« notre disposition possèdent une efficacité qu'il n'est « plus permis de mettre en doute. Le succès théra- « peutique dépend, avant tout, de la précocité du « diagnostic.

« L'emploi méthodique des procédés radiologiques « permet de dépister les altérations aortiques à un « stade auquel elles étaient auparavant méconnues, et « il n'est pas douteux qu'on obtienne des résultats « thérapeutiques plus considérables lorsqu'on agira « sur les lésions *ab ovo*. La radiologie permet en « outre de contrôler les résultats thérapeutiques. »

Les considérations précédentes, tirées du livre de Vaquez et Bordet sur la radiologie du cœur et de l'aorte, nous ont paru pouvoir constituer l'introduction à l'étude que nous nous proposons d'entreprendre sur les diverses méthodes thérapeutiques employées dans le traitement des anévrysmes aortiques.

HISTORIQUE

Ambroise Paré (1517-1590) écrivait : « Les ané-
« vrysmes adviennent souvent à ceux qui ont eu la
« vérolle et ceux qui viennent aux parties intérieures
« sont incurables. »

De nombreuses méthodes thérapeutiques ont été proposées depuis l'époque lointaine où l'éminent chirurgien du XVIe siècle écrivait ces lignes, et cependant, malgré les énormes progrès réalisés depuis lors dans les différentes branches des sciences médicales, on peut dire que cette phrase reste encore vraie : le rôle prépondérant de la syphilis dans la pathogénie des anévrysmes aortiques s'affirme de plus en plus et leur curabilité reste un problème.

Après Hippocrate, Genga et Rommelius au XVIIe siècle traitaient les anévrysmes par les saignées, mais vers 1728, Valsalva et Albertini inaugurent véritablement la période thérapeutique et instituent la méthode débilitante par la diète rigoureuse, les saignées répétées et le repos absolu.

Cette méthode eut des fortunes diverses, mais, malgré ses détracteurs, elle est restée pendant plus de deux siècles la base fondamentale de la thérapeutique des anévrysmes aortiques.

Vulgarisée par Morgagni, elle fut suivie par Lancisi et Guattini au XVIIIe siècle et prônée au commencement du XIXe par Pelletan, Sabatier, Hodgson, Corvisart, Laennec, Lisfranc.

Hodgson, en 1815, étudie le mode de guérison spontanée des anévrysmes par la formation de caillots fibrineux et « la manière d'aider la nature dans ses méthodes curatives ». Et Broca écrivait plus tard, en 1858 : « La méthode de Valsalva provoque des guérisons semblables aux guérisons naturelles dont le mécanisme est résumé dans cette phrase d'Hodgson : tout ce que l'on peut effectuer avec sûreté pour la guérison des anévrysmes se réduit à la diminution de la force de la circulation dans le sac. » Malgré ce qu'elle pouvait avoir de barbare, la méthode de Valsava restait donc pour la plupart des auteurs la seule méthode de traitement raisonnée.

A la suite d'accidents (syncopes parfois mortelles), Pelletan conseillait, pour les éviter, des saignées baveuses, tandis que Chomel (1832), Poster (de Dublin) (1839) cherchaient au contraire à les obtenir en maintenant le malade debout, dans l'espoir qu'une syncope viendrait faciliter la coagulation intra-anévrysmatique. Davidson a tenté de remettre en honneur la saignée unique et copieuse.

Kirby proposa la diète sèche et Bryom-Bramvell la diète régularisée.

Stokes, Graves, Beatty proposent la diète généreuse, dont le but était d'obtenir un sang plus facilement coagulable.

Elle fut abandonnée et remplacée, en 1875, par la méthode débilitante de Tuffnell, qui voulut réhabiliter le traitement de Valsava tout en supprimant les saignées. Elle consistait en le repos absolu dans la position horizontale et en une diète alimentaire avec restriction des boissons.

Plus tard, Hope emploie une médication complexe : saignées modérées, diurétiques, digitale. Et c'est ainsi que peu à peu, à la suite de transformations successives, la méthode de Valsalva a fait place à la méthode diététique.

En 1661, Bartholin et Matani traitent les anévrysmes par des applications de glace, méthode qu'employaient déjà les médecins portugais. D'après Broca, la méthode refrigérante est fort ancienne et son origine se perd dans les ténèbres du moyen âge : Lanfranc, en 1295, aurait traité les anévrysmes par des applications de neige. Guérin, de Bordeaux, en 1790, emploie des compresses d'eau froide vinaigrée.

En 1856, Broca publie son traité sur les anévrysmes qui fait époque, surtout au point de vue chirurgical.

La compression directe de la tumeur date du

XVIIIe siècle : Guattani la préconisait, Pelletan employait une lame de plomb doublée de flanelle ; Niemeyer une cuirasse métallique. Broca préconisait des applications renouvelées de collodion. Tillaux, Esmarck, Fritz ont observé des accidents imputables à cette méthode, en particulier des embolies.

Bouillaud, en 1859, préconise l'emploi de l'iodure de potassium, et c'est là véritablement une date dans l'histoire de la thérapeutique des anévrysmes de l'aorte. De nombreux auteurs, après Bouillaud, ont préconisé l'emploi de l'iodure : Nélaton en 1859, Chuckerbutty (de Calcutta) en 1862, Robert et Windsor (de Manchester), Balfour en 1868, Dyce Duckworth en 1873, Bryom-Bramvell et Kingdon, qui, en 1878, ont insisté sur la nécessité des hautes doses, Verneuil, Potain, Germain Sée, Durozier, etc... Mais depuis longtemps ce médicament a acquis dans l'arsenal thérapeutique une place prépondérante que nul ne songe plus à lui discuter.

Le traitement mercuriel, connu dès la fin du XVe siècle, n'a guère été employé systématiquement dans le traitement des anévrysmes aortiques que lorsque la notion de leur origine syphilitique s'est affirmée, c'est-à-dire au cours du XIXe siècle.

On a préconisé également l'usage des médicaments astringents, dans le but d'agir sur la composition du sang, d'augmenter sa plasticité et de favoriser la formation de caillots. L'aconit a été préconisé par

Grimshawe (1875), Lewis (1879). L'acétate de plomb a été vanté par J. Frank, Dupuytren, Laennec, Bertin, Dusol et Legroux (1855), Lucena (1881); l'alun par Kreysig ; l'acide gallique par Speer (1874); le chlorure de baryum par Flint (1879). On a employé également le tannin (Smith); Syme a pratiqué des injections intraanévrysmatiques de perchlorure de fer.

Langenbeck, en 1869, a proposé les injections périanévrysmales d'ergotine.

Dès 1796, Herne propose la caloripuncture, méthode qui consiste à enfoncer dans la tumeur des aiguilles qui sont ensuite chauffées à blanc à leur extrémité libre. Mais cette méthode fut rapidement abandonnée, comme dangereuse.

L'acupuncture ou introduction de corps étrangers dans le but de provoquer la formation de caillots a été préconisée par Velpeau en 1826. Des essais ultérieurs ont été pratiqués par B. Philips (1832), Agnew, Heath, Murray, Moore, Constantin Paul (1878).

En 1831, Pravaz et Guérard songent les premiers à appliquer à la cure des anévrysmes les propriétés du courant galvanique. Dès cette époque, la galvanopuncture est née; appliquée par Leroy (d'Etiolles) (1835), Clavel (1837), Shaugnessy (1843), Pétrequin (1845), cette méthode est ensuite perfectionnée par Ciniselli (de Crémone) en 1846.

La première idée de l'introduction d'un fil métallique dans l'anévrysme revient à Charles H. Moore, chirurgien de l'hôpital Middlesex de Londres, et à son collaborateur Ch. Murchinson et date de 1864, époque à laquelle les dangers d'infection donnaient à une telle tentative un caractère de grande hardiesse. Une nouvelle méthode, la filipuncture, était née et de nombreux auteurs l'ont expérimentée, introduisant dans le sac des fils métalliques de constitution et de longueur variables, des fils de soie, du catgut, des crins, etc... D'autres auteurs, Domwell (1871) et Murray (1872) associent l'acu et la filipuncture, créant l'acufilipuncture. En 1877, Baccelli et Montenovesi eurent l'idée d'introduire et de laisser dans l'anévrysme des ressorts de montre.

En 1879, Burresi et Corradi imaginent la fili-galvanopuncture. Ils introduisent dans l'anévrysme 40 centimètres d'un fil fin métallique, dont l'extrémité externe est reliée au pôle positif d'une pile, tandis que le pôle négatif de celle-ci est appliqué sur la paroi thoracique du sujet au voisinage de la tumeur. Ainsi est née une méthode nouvelle qui procède à la fois de la filipuncture et de la galvanopuncture, le « wiring ». Imaginée par un Anglais, modifiée par un Italien, cette méthode n'a guère été expérimentée qu'en Amérique. Les noms de Stewart, Hunner, Finney, Matas, Freemann, Hare, Lusk, sont à mentionner de façon spéciale. C'est à ce dernier surtout que revient le mérite d'avoir établi les principes scientifiques de la méthode et d'en avoir précisé le manuel opératoire à la suite de nombreuses expérimentations chez le chien. Le wiring a été signalé en France par Lenormant et par Pauchet (d'Amiens), mais n'y a jamais été employé.

En 1890, Mac Ewen introduit dans le sac anévrysmal une longue aiguille, qu'il laisse en place pendant 24 heures et à laquelle il imprime des mouvements destinés à produire des lésions irritatives de l'endartère. C'est le « needeling ».

En 1896, les expériences de Dastre et Floresco ont montré l'action remarquable exercée par la gélatine sur la coagulation du sang. Les années suivantes, Lancereaux et Paulesco, se basant sur ces données, firent des injections sous-cutanées de solutions de gélatine, dans le but d'obtenir la formation de caillots fibrineux stratifiés dans le sac anévrysmal (1).

De nombreux auteurs, en particulier Boinet, ont expérimenté cette méthode dont les résultats sont encore discutés.

Les progrès de l'asepsie, en même temps que ceux de l'instrumentation et des techniques opératoires, ont amené les chirurgiens à aborder la chirurgie de l'aorte et de ses branches. Les progrès considérables de la chirurgie vasculaire en particulier ont fait espérer à quelques-uns que le moment était enfin venu où allait se réaliser le rêve fait jadis par Delorme et

(1) Lancereaux, *Académie de Médecine :* 22 juin 1897, 11 octobre 1898, 5 et 12 juin 1900, 1er août 1901, 5 juillet 1904, 26 juin 1906.

Kümmel de la cure radicale de l'anévrysme aortique. Mais les tentatives de traitement chirurgical de l'anévrysme aortique sont déjà anciennes.

Les auteurs ont tout d'abord tenté d'appliquer la méthode de Brasdor et Wardrop (ligature de l'artère ou de ses branches au-dessous du sac) aux anévrysmes de l'aorte thoracique.

La ligature de la carotide primitive droite a été faite par Shaugnessy (1840), Armandale (1875), Bryant (1877), Ashurt. Celle de la sous-clavière a été faite par Bryant et Fleet-Spier. Celle des 2 branches a été faite par Küster, Scheede, Wolf et plus récemment par Guinard et par Cuneo (1).

L'idée de la ligature de la carotide primitive gauche a été émise en 1869 par Cockle et pratiquée en 1872 et 1874 par Heath et depuis par d'autres auteurs. La double ligature de la carotide primitive et de la sous-clavière gauches,a été tentée par Wyeth et Schede.

La ligature temporaire de l'aorte thoracique (procédé dérivé de la méthode d'Anel) a été pratiquée sans succès par Tormi (de Buenos-Ayres) et par Villar (de Bordeaux).

En 1902 et en 1911, Tuffier a tenté de pratiquer l'extirpation d'un anévrysme sacciforme de l'aorte thoracique. Ces deux tentatives n'ont pas été suivies de succès.

Carrel en 1910 a publié les résultats de recherches

(1) *Société de chirurgie*, 7 juin 1911.

expérimentales sur la chirurgie de l'aorte chez le chien et tendant à démontrer la possibilité de la suture et de la greffe artérielle. Mais ces travaux restent dans le domaine expérimental.

On est un peu revenu actuellement de ces audaces chirurgicales et l'apparition du nouvel agent thérapeutique antisyphilitique découvert par Ehrlich, bientôt suivie de celle du néosalvarsan, est venue dans ces dernières années donner au traitement médical des anévrysmes aortiques un regain d'actualité.

ÉTIOLOGIE

Nous ne voulons pas entreprendre ici l'étude détaillée des conditions étiologiques qui président à la formation des anévrysmes aortiques.

Nous rappellerons seulement pour mémoire les causes prédisposantes dont l'influence est habituellement invoquée : la fréquence plus grande chez l'homme, et surtout le rôle favorisant joué dans la production de la lésion par certaine diathèse : la goutte; ou par certaines intoxications : alcoolisme, tabagisme, saturnisme ; enfin le rôle possible du traumatisme, le plus souvent tout à fait secondaire.

Le rôle primordial revient à une infection qui est dans la majorité des cas la syphilis ; on a avancé le rôle possible d'autres infections : rhumatisme articulaire aigu, paludisme, tuberculose, celui de la grippe, de la fièvre typhoïde.

Le rôle de la syphilis, affirmé dès le XVIe siècle par Fernel et par Ambroise Paré, a été contesté dans la suite et il n'est devenu une notion bien établie que vers le milieu du XIXe siècle. Cette notion du rôle prépondérant joué par la syphilis dans l'étiologie des anévrysmes aortiques s'est implantée peu à peu sous l'impulsion de nombreux cliniciens et, après avoir paru osée, elle est devenue classique, démontrée qu'elle était par la concordance fréquente des faits cliniques, par quelques constatations anatomo-pathologiques et aussi par les résultats thérapeutiques. L'inefficacité du traitement spécifique dans un grand nombre de cas a été considérée comme un argument à opposer à la théorie de la nature syphilitique des anévrysmes, jusqu'au jour où s'est établie la notion de lésions parasyphilitiques, c'est-à-dire d'origine, mais non de nature syphilitique.

Actuellement, grâce aux précieux renseignements fournis par la recherche de la réaction de Wassermann et en particulier grâce au procédé de la réactivation biologique mis en évidence par Milian, il est établi que la quasitotalité des anévrysmes aortiques sont d'origine syphilitique.

Chez un sujet porteur d'un anévrysme aortique, il faut donc tout mettre en œuvre pour dépister la syphilis, interroger minutieusement le malade, l'examiner complètement des pieds à la tête et rechercher tous les stigmates de spécificité; la coexistence du signe d'Argyll-Roberston avec des lésions aortiques, fréquente en clinique, a même été érigée en syndrome, syndrome de Babinski-Vaquez. Lorsque le malade ne présente aucun signe clinique, aucun stigmate de syphilis, alors même que l'histoire de ses antécédents personnels et héréditaires n'éveille aucun soupçon, la réaction de Wassermann sera recherchée; négative, elle sera recherchée à nouveau ; on procédera à un essai de traitement dans le but de la réactiver chez un ancien syphilitique à réactions humorales atténuées, et alors même que les recherches biologiques comme les recherches cliniques seront restées négatives, le traitement antisyphilitique sera mis en œuvre, à moins qu'on ait de très sérieuses raisons pour rattacher l'anévrysme à une autre cause, en particulier au rhumatisme articulaire aigu.

Telle est, à l'heure actuelle, l'importance de la notion de syphilis en matière d'anévrysme aortique, qu'on a même voulu établir l'équation : anévrysme de l'aorte = syphilis et supprimer aux autres causes tout droit de cité.

Le rôle du rhumatisme articulaire aigu comme facteur d'anévrysme aortique spécialement chez l'enfant a été avancé par nombre d'auteurs, en particulier par Legendre (1), par De La Rue (2), par Rénon (3), par Triboulet, par Feytaud (4); il a été défendu également en Allemagne par Bernert (5) et par Ruppert (6). Cependant on n'admet plus guère l'existence de l'anévrysme rhumatismal, surtout depuis que l'on tend de plus en plus à considérer la syphilis comme l'unique facteur étiologique. Chez l'enfant, en particulier, on a invoqué l'hypothèse de l'hérédo-syphilis, toujours

(1) Legendre, Thèse Paris, 1884.
(2) De La Rue, Thèse Paris, 1903.
(3) Renon, *Soc. Méd. des hôpitaux*, 3 et 10 mars 1905.
(4) Feytaud, Thèse Paris, 1906.
(5) Bernert, *Zeits. f. klin Medizin*, 1910.
(6) Ruppert, *Med. klin.*, 1910, n° 29.

possible et d'ailleurs mise en évidence par certains faits cliniques ou par certaines recherches biologiques.

Il est cependant des observations où le rhumatisme semble devoir être seul en cause, en l'absence de tout autre facteur étiologique. Ce sont les cas où l'on se trouve en présence d'un sujet, le plus souvent un enfant, porteur d'un anévrysme aortique qui s'est développé plus ou moins rapidement après une attaque de rhumatisme articulaire aigu franc et pour lequel on ne trouve aucun stigmate de syphilis, ni chez lui ni dans ses antécédents, alors que sa réaction de Wassermann est constamment et indiscutablement négative.

Pourquoi vouloir mettre sur le compte de la syphilis plus de méfaits qu'elle n'en a en réalité à son actif? Il nous semble que, sans diminuer en rien son rôle, sans rien vouloir lui retrancher de sa prépondérance, on puisse admettre la possibilité de l'origine rhumatismale de certains anévrysmes, surtout chez l'enfant. On a invoqué comme caractéristique des anévrysmes rhumatismaux leur apparition rapide après la maladie causale, et en particulier à la suite de crises rhumatismales répétées.

Nous ne défendrons pas longtemps les autres facteurs étiologiques invoqués dans la pathogénie des anévrysmes.

La théorie de l'aortite paludéenne a été défendue surtout par Lancereaux, qui établissait une relation étroite entre la distribution de l'aortite paludéenne (aortite en plaques) et la production d'anévrysmes. Les manifestations aortiques du paludisme ont été niées par d'autres auteurs. Huchard en reconnaît l'existence possible, tout en mentionnant la coexistence à peu près constante dans les cas observés d'anévrysmes aortiques chez des paludéens, d'autres facteurs étiologiques possibles, de la syphilis en particulier.

Diverses lésions tuberculeuses de l'aorte : tuberculose miliaire, foyers caséeux, ganglion médiastinal caséifié ou tubercule pulmonaire ayant érodé les parois aortiques, aortite tuberculeuse en plaques ont pu aboutir à la formation d'anévrysmes ; mais ce sont des faits exceptionnels et qui ne peuvent entrer en ligne de compte. L'aortite tuberculeuse en plaques est en particulier très discutée.

Le rôle des autres infections, en particulier celui de la fièvre typhoïde et de la grippe, est également très loin d'être démontré.

En résumé, la syphilis est le facteur prépondérant des anévrysmes aortiques, celui qu'il faut rechercher et soupçonner ; mais il est probablement d'autres facteurs possibles, en particulier le rhumatisme chez l'enfant, auquel ressortissent peut-être un très petit nombre de cas.

DIAGNOSTIC

Le diagnostic des anévrysmes aortiques a subi des remaniements profonds depuis le jour tout récent encore où la radiologie est venue apporter son appoint fructueux à l'appui des méthodes cliniques. Cette méthode a acquis à côté des autres moyens d'investigation une place dont l'importance ne cesse de s'accroître. Un progrès d'une valeur inappréciable a été réalisé par la radiologie de précision qui a permis d'obtenir des images non déformées du cœur et de l'aorte par la méthode des clichés orthodiagraphiques.

La méthode radioscopique a en effet acquis à l'heure actuelle en cardiologie une place prépondérante et grâce à elle sont souvent mis en évidence des anévrysmes latents, autrefois méconnus et insoupçonnés. D'après Letulle (1), il y a nécessité de soumettre à la radioscopie toute une catégorie de malades, les syphilitiques avérés, les hypertendus et les athéromateux, les brightiques et les cirrhotiques, les tabétiques, ceux atteints de sclérose du myocarde et de sclérose broncho-pleuro-pulmonaire et les saturnins.

En soumettant ainsi systématiquement à l'épreuve

(1) LETULLE, *Presse médicale*, 1913, n° 22.

radioscopique des malades chez qui il n'y avait pas lieu de soupçonner une ectasie aortique, Letulle et Aubourg ont pu mettre en évidence de nombreux anévrysmes latents, dont la fréquence réelle a d'ailleurs pu être vérifiée dans un certain nombre de cas par l'autopsie.

Mais dans nombre de cas également le diagnostic d'anévrysme aortique a été porté cliniquement et le médecin n'a recours à la radioscopie que comme moyen de contrôle. Dans le cas d'anévrysme de la portion ascendante de l'aorte thoracique, les symptômes physiques suffisent le plus souvent à faire affirmer le diagnostic; dans le cas d'anévrysme de la portion horizontale de la crosse, la lésion a pour expression clinique le syndrome médiastinal, dont le tableau peut être plus ou moins complet et alors la radioscopie est souvent nécessaire pour faire préciser la nature de la lésion.

Fréquemment aussi le malade atteint d'anévrysme de la crosse, sans signes physiques, se présentera avec un minimum de signes fonctionnels, et c'est alors surtout que la radioscopie s'imposera. Elle est donc de toute nécessité toutes les fois que l'on se trouvera cliniquement en présence de l'un des syndromes suivants :

Syndrome laryngé, avec dysphonie ou apoplexie vocale.

Syndrome œsophagien; le réflexe œsophago-salivaire de Roger a même pu (1), dans un cas, constituer le signe révélateur d'un anévrysme aortique ;

Syndrome de compression trachéale avec cornage et tirage ;

Syndrome pulmonaire avec toux de compression et dyspnée asthmatiforme. Hoesslin a signalé récemment (2) un symptôme nouveau, mais généralement tardif : l'expiration saccadée diastolique ;

Syndrome angineux.

Le diagnostic d'anévrysme aortique à la radioscopie est parfois très simple, lorsque l'anévrysme est volumineux, parfois très difficile, lorsque l'anévrysme est petit ou qu'il est dissimulé par des ombres médiastinales périanévrysmales, qui peuvent être dues à de la péri-aortite avec médiastinite.

Les erreurs de diagnostic sont fréquentes et l'emploi d'une méthode rigoureuse est indispensable.

Nous nous proposons de résumer ici, d'après Vaquez et Bordet (3), les notions indispensables au diagnostic radiologique de l'anévrysme aortique.

L'examen radiologique d'un malade atteint d'anévrysme aortique doit comprendre deux temps successifs :

1° L'examen d'ensemble a l'écran de la cavité thoracique dans les différents positions : directe antérieure ;

(1) Eschbach (de Bourges), *Annales médico-chirurgicales de province*, 1913, n° 6.

(2) Hoesslin, *Munch. méd. Wochensch.*, janvier 1912.

(3) Vaquez et Bordet, le Cœur et l'aorte (Etudes de radiologie clinique). J.-B. Baillière et fils, Paris, 1913.

directe postérieure; obliques, en particulier oblique antérieure droite. On notera les modifications successives des ombres pendant le passage de l'une à l'autre de ces différentes positions, en particulier les aspects divers de l'aorte et la régularité de ses contours. Il est nécessaire de faire varier l'incidence du faisceau roentgénien et de promener le rayon normal tangentiellement à toute l'étendue des bords de l'artère : pour cela il est nécessaire d'avoir une installation qui permette la mobilisation facile de l'ampoule.

2° L'inscription des profils d'ombre sur un tracé orthodiagraphique. L'interprétation des tracés ainsi obtenue serait impossible, si elle n'était facilitée par les résultats de l'épreuve précédente. Cette radiologie de précision est bien supérieure à la radiographie.

La radioscopie de l'aorte normale doit être pratiquée dans les différentes positions.

En position frontale, la paroi sterno-costale du sujet étant appliquée contre l'écran, on constate l'existence d'une ombre médiane comprise entre deux zones claires latérales. L'ombre médiane correspond à la superposition des trois images sternale, vertébrale et cardio-aortique; mais cette dernière, plus sombre, tranche assez nettement sur les autres. L'ombre cardio-aortique, allongée verticalement, est en forme de sablier et comprend trois segments: un segment médian étroit et deux segments extrêmes élargis, surtout l'inférieur.

Les deux lignes qui la limitent à droite et à gauche sont chacune formée de trois segments :

1° A gauche (côté droit du sujet), on trouve de bas en haut (cf. fig. 1) (1) :

a) La saillie de l'oreillette droite débordant le sternum;

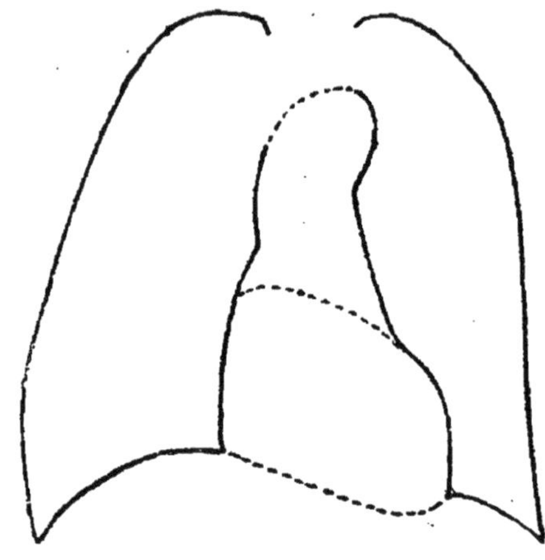

Fig. 1. — Image de l'ombre cardio-aortique en position frontale.

b) Un 2e segment très court, constitué par une ligne oblique en haut et en dedans et correspondant surtout à la veine cave supérieure ;

c) Une ligne convexe en dehors, qui répond à la projection du bord droit de l'aorte ascendante et ne déborde généralement pas le sternum. Elle peut cependant le déborder très légèrement à l'âge adulte sans que ce soit là un phénomène pathologique ;

(1) Cette figure et les deux suivantes ont été reproduites d'après l'ouvrage de Vaquez et Bordet.

2° A droite (côté gauche du sujet), on trouve de bas en haut, trois segments également :

a) La saillie du bord gauche du cœur, de la pointe au sillon interauriculo-ventriculaire :

b) Le profil de l'auricule gauche et de l'artère pulmonaire ;

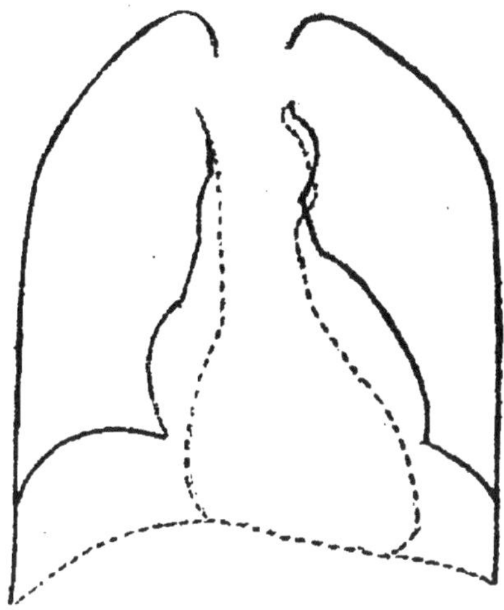

Fig. 2. — Images respectives de l'ombre cardio-aortique (position frontale) dans la station debout et le décubitus dorsal.

c) Une ligne convexe représentant la portion initiale de l'aorte descendante. Cet hémicercle aortique peut faire défaut chez les enfants et les adolescents : il est net chez l'adulte et encore plus chez le vieillard.

Il est fort intéressant d'étudier l'importance de son développement et la distance qui sépare son point d'origine de l'articulation sterno-claviculaire gauche. Chez les adultes normaux, cette distance est d'environ 2 à 3 centimètres.

Ces faits correspondent à l'examen radiologique d'un sujet en position debout; lorsqu'on pratique l'examen ci-dessus dans la position couchée, la superposition des deux tracés orthodiagraphiques obtenus permet de constater des déformations appréciables de l'ombre cardioaortique. Dans la position couchée, celle-ci est comme tassée, ramassée sur elle-même (cf. fig. 2).

L'ombre cardio-aortique se modifie également dans les mouvements respiratoires, mais ces modifications sont beaucoup moins importantes à envisager. Il y a intérêt cependant à faire remarquer qu'il est fort important de ne comparer entre eux que des clichés ou des tracés obtenus dans des conditions physiologiques identiques, état de respiration superficielle par exemple.

Les examens en position oblique ne sont guère possibles que dans la station debout; leur intérêt est de permettre de dissocier l'ombre cardio-aortique des ombres sternale et vertébrale, de cette dernière surtout, et de mettre en évidence l'espace clair médian.

La position oblique antérieure droite est la plus favorable à l'examen de la portion ascendante de la crosse aortique. Pour l'obtenir en partant de la position frontale, le sujet pivote autour de son épaule droite comme axe, celle-ci gardant le contact avec l'écran, tandis que l'épaule gauche s'en éloigne plus ou moins. La position qui semble la meilleure est celle obtenue lorsque l'angle que forme le plan frontal du corps avec l'écran est d'environ 40 à 45°.

L'image radioscopique obtenue dans cette position est classique; elle est constituée par deux ombres : l'une antérieure cardio-aortique, l'autre postérieure vertébrale. Ces ombres sont séparées par une bande claire verticale, l'espace clair rétro-cardiaque.

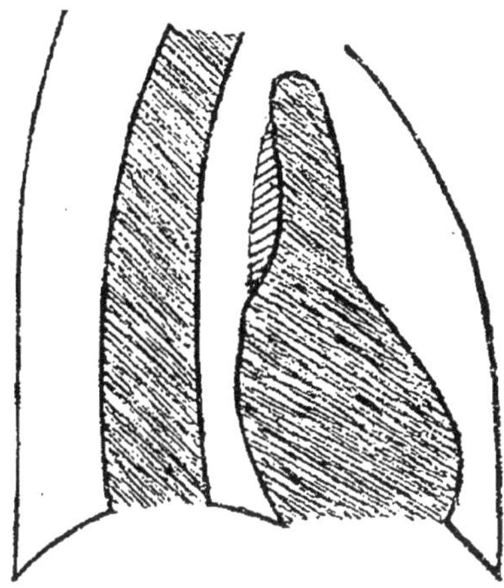

Fig. 3. — Image de l'ombre cardio-aortique en position oblique antérieure droite.

L'ombre cardiaque, tronc-conique, est prolongée en haut par une ombre cylindrique plus étroite qui finit brusquement, rappelant l'aspect d'un doigt levé ; c'est le bourgeon aortique. Le bord antérieur de cette ombre est surtout net, c'est le profil de l'aorte ascendante ; son bord postérieur est doublé par une ombre moins dense, qui, née du pôle supérieur du bourgeon aortique, descend en s'élargissant vers l'ombre auriculaire : c'est l'ombre de la portion descendante de crosse aortique (cf. fig. 3).

Cette ombre s'accentue lorsque l'obliquité du sujet par rapport à l'écran augmente, atteignant par exemple 50° et 60°. Le profil de cette ombre devient alors fortement convexe et se détache nettement de l'ombre à bords rectilignes de l'aorte ascendante.

Dans la position extrême de 60°, le sommet du bourgeon aortique se modifie légèrement et semble s'élargir pour former un bec dirigé vers la colonne vertébrale; c'est la projection de la portion horizontale de la crosse.

Dans cette position oblique antérieure droite, position de choix, on peut apprécier facilement les modifications de l'ombre aortique,aorte ascendante surtout et constater les différentes lésions pathologiques dont elle peut être le siège : dilatation en masse, dilatation sacciforme ou fusiforme.

Il est possible de procéder sur les clichés orthodiagraphiques à des mensurations de l'ombre aortique. Les différents diamètres qu'il peut être utile de rechercher sont les suivants :

1. Diamètre de l'aorte ascendante, en position oblique.

2. Diamètre transversal de la crosse en position frontale (celui-ci est obtenu par addition de 2 hémidiamètres médiosternaux, les deux points les plus saillants des bords latéraux de l'ombre ne se trouvant pas à la même hauteur);

3. Corde de l'hémicercle aortique gauche (position frontale).

Vaquez et Bordet ont établi, par des mensurations en série pratiquées sur des sujets sains, la moyenne de ces différents diamètres (1). Il est inutile de souligner l'intérêt de ces différentes recherches, bien qu'elles ne puissent être d'une précision rigoureuse.

On peut en outre par la méthode radioscopique, apprécier qualitativement l'état des tuniques aortiques. Les radiologues de profession jugent par la teinte de l'ombre de la densité des parois artérielles, de leur élasticité ; ils jugent également de la rectitude ou de la flexuosité des bords de l'artère et du degré d'étalement de la crosse aortique.

Les symptômes le plus nets de tumeur anévrysmale qui peuvent être obtenus par les divers procédés radiologiques d'exploration sont les suivants :

1° Le défaut de parallélisme des contours artériels, qui peut être plus ou moins accusé depuis le degré le plus léger jusqu'à la véritable hernie vasculaire. Ce signe est surtout appréciable en position oblique et pour la position ascendante de la crosse. Il est cependant parfois difficile, même à la radioscopie, de dire si l'on se trouve en présence d'une dilatation simple ou d'un anévrysme fusiforme ;

2° La précision des contours d'une tumeur visible

(1) Cf. VAQUEZ et BORDET, *loc. citato*, page 205.

à la radioscopie est une des caractéristiques de l'anévrysme; ce symptôme n'est net qu'à la seule radioscopie, en raison de la pulsatilité de la tumeur. La médiastino-périaortite, si fréquente dans l'anévrysme, peut d'ailleurs diminuer la netteté du symptôme, ou même le supprimer complètement au point que l'ombre peut paraître diffuse ;

3° L'homogénéité de l'ombre anévrysmale est à opposer au défaut d'homogénéité, si fréquent dans le cas d'ombres ganglionnaires ;

4° La pulsatilité de la tumeur, enfin, est un caractère de grande valeur, mais qui n'est pas absolu. Plusieurs auteurs, en particulier Letulle (1) et Sergent (2), ont rapporté des cas d'anévrysme aortique avec tumeur non pulsatile à la radioscopie. Dans le cas de Letulle on avait porté le diagnostic de cancer du médiastin et le diagnostic ne fut fait qu'à l'autopsie. Dans le cas de Sergent, l'administration du traitement antisyphilitique fit réapparaître la pulsatilité de la tumeur.

La non-pulsatilité serait due, d'après ces auteurs, à l'existence d'une médiastino-périaortite syphilitique. D'autres auteurs sont venus confirmer cette hypothèse.

En résumé, le diagnostic positif d'anévrysme aortique à la radioscopie reposera sur la constatation du syndrome suivant, mais qui pourra être plus ou moins complet : tumeur circonscrite, se traduisant par une

(1) Letulle, *Presse médicale*, 1913, n° 22.
(2) Sergent, *Société médicale des hôpitaux de Paris*, 11 avril 1913.

ombre opaque, homogène, à contours généralement nets, de volume, de siège et de forme variables, faisant plus ou moins corps avec l'aorte, et généralement pulsatile.

A côté de la radiologie, il est d'autres méthodes d'exploration dont l'emploi peut également faciliter le diagnostic des anévrysmes aortiques. Ce sont la sphygmographie, l'examen laryngoscopique et aussi l'œsophagoscopie et la trachéobronchoscopie ; mais ces dernières méthodes ne doivent être appliquées qu'avec beaucoup de réserve et de prudence.

Le diagnostic des anévrysmes aortiques est parfois facile, parfois très difficile. Les erreurs de diagnostic sont faciles et l'on peut dire avec Huchard que c'est là une maladie à surprises.

Le diagnostic est à faire surtout avec les autres tumeurs médiastinales, et en particulier avec la médiastinite syphilitique, sur laquelle différents travaux ont attiré l'attention dans ces dernières années. Cette affection a surtout été mise en évidence à la suite des publications de Oulmont (1), de Comby (2), de Dieulafoy (3), de Sergent (4) et d'autres auteurs. La médiastinite syphilitique est souvent associée à l'aortite et à l'anévrysme de l'aorte et Benda (5), étu-

(1) Oulmont, *Société médicale d'observation*, Paris, 1855.
(2) Comby, *Société médicale des hôpitaux*, 1892-1893.
(3) Dieulafoy, *Presse médicale*, 1910.
(4) Sergent, *Presse médicale*, 1912.
(5) Benda, *Rapport au Congrès pour l'avancement des Sciences en Allemagne*, 1903.

diant l'histologie des lésions aortiques, a prétendu montrer que le processus naturel de développement des anévrysmes était le résultat d'une médiastino-aortite scléro-gommeuse diffuse envahissant à la fois les parois aortiques et le tissu cellulaire du médiastin.

Toutefois la médiastinite syphilitique peut exister seule. Elle se caractérise cliniquement par des signes fonctionnels qui appartiennent aussi au syndrome de compression médiastinale, en particulier par des phénomènes de compression veineuse et se traduit à la radioscopie par une opacité diffuse, d'intensité variable, mais de distribution différente de celle des anévrysmes aortiques et non pulsatile à la radioscopie. La médiastinite postérieure, en particulier, se traduit par des ombres qui envahissent l'espace clair rétro-cardiaque (1).

L'anévrysme aortique peut souvent être masqué à la radioscopie par une médiastinite périaortique plus ou moins dense. Un épanchement péricardique, un épanchement pleural compliquant l'anévrysme peuvent encore masquer l'ombre aortique.

Inversement, l'aorte étant saine, des tumeurs médiastinales qui l'englobent et la refoulent peuvent faire croire à la possibilité d'une ectasie qui n'existe pas en réalité.

(1) P. Lambour, Thèse Paris, 1911.

TRAITEMENT

Multiples et variés sont les moyens directs ou indirects, diététiques ou autres auxquels l'ingéniosité des médecins a eu recours pour le traitement des anévrysmes de l'aorte thoracique : cette diversité même montre combien sont insuffisants les résultats de la plupart d'entre eux.

Deux grandes indications sont à remplir :

1° Consolider les parois du sac, ou même les réparer, s'il était possible ;

2 Favoriser la formation de caillots fibrineux qui obtureront le sac en totalité ou en partie.

Les méthodes proposées ont visé tour à tour l'un ou l'autre de ces problèmes ou même tous les deux.

Les constatations anatomopathologiques ayant mis en évidence la possibilité de guérisons spontanées, par suite d'un processus naturel d'organisation des caillots, guérisons qui ne sont pas exceptionnelles, puisque Boinet en a réuni 60 cas publiés dans le cours du siècle dernier, les médecins ont tout naturellement essayé d'abord d'imiter le processus de la guérison naturelle, et ce n'est qu'ultérieurement que les auteurs ont proposé de viser à la consolidation des parois artérielles.

Mais si les indications thérapeutiques à remplir sont bien nettes, le double problème n'en reste pas moins très difficile au point qu'on est autorisé à dire avec Castaïgne et Esmein (1) que le traitement de l'anévrysme de l'aorte est des plus décourageants, qu'il est classique d'avouer que ce traitement est purement palliatif et que cette notion se trouve malheureusement vraie dans la majorité des cas.

Cependant, le rôle du médecin n'est pas de rester inactif et d'assister passivement à l'évolution des maladies. D'ailleurs, s'il est vrai qu'après près de 4 siècles l'aphorisme d'Ambroise Paré reste malheureusement vrai et que les anévrysmes aortiques sont incurables, au sens précis du mot, il n'en reste pas moins que la maladie est susceptible d'amélioration et que nous possédons dans les agents thérapeutiques antisyphilitiques un arsenal varié de médicaments qui doivent être mis en œuvre.

La variabilité des lésions anatomo-pathologiques prête d'ailleurs plus ou moins à la curabilité, et il est un grand nombre de facteurs qui jouent un rôle capital en matière de thérapeutique anévrysmale ; ce sont : le siège de la tumeur, sa forme (sacculaire ou ampullaire), ses dimensions et l'orientation de son collet, l'existence de lésions de périaortite et de médiastinite, l'état de l'endartère au niveau du sac, la rapi-

(1) Castaigne et Esmein, le Livre du médecin. Méthodes générales de diagnostic et de thérapeutique. Maladie des artères et des veines.

dité du courant sanguin intra-anévrysmal, la coagulabilité du sang, la tension artérielle.

Nous étudierons dans l'ordre suivant les différentes méthodes thérapeutiques :

1° Traitement hygiénique et diététique;

2° Traitement étiologique et antisyphilitique ;

3° La méthode de Lancereaux ou des injections de sérum gélatiné ;

4° Les différentes méthodes de traitement chirurgical et en particulier le wiring ;

5° Diverses méthodes telles que la réflexothérapie par la méthode d'Abrahms; l'ionisation; la méthode alcaline; la méthode de Lemoine (de Lille) ;

6° La médication symptomatique et la médication d'urgence.

Traitement hygiénique et diététique.

« Tout ce que l'art peut effectuer avec sûreté pour « la guérison de l'anévrysme se réduit à la diminu- « tion de la force de la circulation dans le sac. »

Dans cette phrase judicieuse, Hodgson a tracé la principale indication thérapeutique dont nous devons nous inspirer pour le traitement des anévrysmes et la méthode de Valsalva ne visait pas d'autre but.

La méthode de Valsalva a été considérablement transformée et, d'étape en étape, elle a abouti au traitement hygiénique et diététique. Si elle n'occupe plus la première place dans le programme thérapeutique, la méthode diététique n'a cependant pas complètement passé à l'arrière-plan et il nous semble qu'avant de soumettre un malade atteint d'anévrysme aortique au traitement anti-syphilitique il importe de lui imposer une hygiène rigoureuse et un régime approprié.

La diète rigoureuse et la diète relative préconisées par les auteurs ont fait place au traitement diététique.

Comme l'a fait remarquer Huchard, ce qui importe c'est moins la quantité que la qualité des boissons et des aliments ; les malades seront donc soumis à la diète carnée, les toxines alimentaires étant éminemment vaso-constrictives.

Huchard proscrit les viandes de toutes sortes, et surtout les viandes faisandées et peu cuites, les bouillons et potages gras, le jus de viande, le poisson, le gibier, les mets épicés, les fromages faits. Il proscrit également le thé, le café, les liqueurs, le vin, les bières fortes, le tabac. Ce qu'il importe avant tout, en effet,d'éviter, c'est l'élévation de la pression artérielle.

Le malade sera soumis, suivant les cas au régime lacté absolu (3 litres de lait), ou au régime lacté mitigé (2 litres de lait, légumes, fruits, peu ou pas de viande). Le lait devra être pris par petites quantités pour éviter l'introduction massive d'une trop grande quantité de liquide dans le système vasculaire (Robin).

Ce régime, en même temps qu'il diminue la tension artérielle, modère l'activité du cœur et favorise la diurèse; il a, d'autre part, l'avantage de ne pas affaiblir considérablement les malades.

Le repos est à recommander; il devra être plus ou moins absolu suivant les cas, depuis le repos relatif avec absence d'efforts physiques et tranquillité d'esprit jusqu'à l'immobilisation absolue au lit.

Certains malades atteints d'anévrysme de petit volume, avec un minimum de symptômes physiques et fonctionnels, et chez lesquels les reins sont restés parfaitement intacts, pourront même être justiciables de l'hydrothérapie et en particulier des bains carbo-gazeux de Royat. Ceux-ci se recommandent par leur action générale sur la circulation artérielle, et en particulier par leur action régulatrice sur la pression artérielle et le plus souvent hypotensive.

On a pu, même dans certains cas, constater un véritable arrêt dans l'évolution de l'anévrysme. M. le Dr Jean Heitz a bien voulu nous confier qu'il avait en traitement des malades venant régulièrement à Royat depuis 3 ans, chez qui il avait constaté un arrêt absolu d'accroissement de la poche en même temps que la disparition des symptômes fonctionnels.

La saignée n'est plus indiquée que tout à fait exceptionnellement, en particulier dans certains cas d'anévrysmes associés à l'aortite et surtout à la néphrite chronique avec hypertension.

Cependant quelques auteurs, en particulier Boinet, reconnaissent encore quelque utilité à la saignée dans l'anévrysme non compliqué et admettent que les saignées répétées peuvent diminuer l'intensité des signes fonctionnels et même retarder l'évolution et l'accroissement de la tumeur.

Traitement étiologique et antisyphilitique.

En raison de la fréquence de la nature syphilitique des anévrysmes, on a le devoir d'essayer d'une manière systématique la médication iodo-mercurielle ou arsenicale. Cette tentative échouera trop souvent sans doute, car elle se heurtera à des lésions cicatricielles et irréparables, mais on aura quelquefois l'heureuse surprise, si la lésion est encore en évolution, d'obtenir un succès inattendu et l'on est en droit dans tous les cas d'espérer au moins une amélioration appréciable.

Ceux même qui reconnaissent à toute infection la possibilité de déterminer la lésion anévrysmale, qui ont publié, par exemple, des cas d'anévrysmes rhumatismaux s'accordent à dire qu'il s'agit là de faits exceptionnels.

Cependant, lorsqu'il semble bien avéré que l'infection rhumatismale semble à l'origine de la lésion aortique, lorsqu'on ne relève chez le sujet aucun stigmate, aucune trace de syphilis, la réaction de Wassermann étant négative; lorsqu'il s'agit en particulier d'un enfant ou d'un adolescent et que la syphilis héréditaire ne peut être mise en cause, nous ne pensons pas qu'alors le médecin soit autorisé à soumettre le malade au traitement mercuriel ou arsenical. Mais rien ne s'opposera à ce que l'iodure de potassium, médicament spécifique des artères, soit prescrit.

La médication iodurée a réalisé la première un traitement spécifique des anévrysmes aortiques. Pour beaucoup d'auteurs, en particulier Durozier, Huchard, l'iodure est le médicament de choix.

Il est indiqué à toutes les périodes et doit être employé d'emblée, isolément ou associé aux autres médications. Mais c'est surtout à la période préanévrysmatique que son action est presque certaine ; elle reste probable, puis devient douteuse à mesure que l'anévrysme progresse. L'iodure agit surtout sur les lésions syphilitiques et demeure souvent sans effet, si l'anévrysme est assez volumineux avec des parois anémiées et scléreuses.

En outre de son action anti-syphilitique, l'iodure améliore et guérit parfois des anévrysmes qui semblent ne pas dépendre de la syphilis ; il retarde souvent et arrête la marche de l'ectasie.

Son mode d'action a été diversement interprété. Il augmente la résistance de la paroi en favorisant le développement du tissu fibreux endo et périartériel et en augmentant la vitalité de cette paroi par son action sur les vasa vasorum ; d'autre part, il abaisse la tension artérielle par son action vaso-dilatatrice périphérique.

Lorsque la syphilis est certaine, il convient de recourir rapidement aux doses de 4 à 6 grammes par jour, qu'il n'est pas utile de dépasser d'après Boinet. Huchard recommande les doses de 2 à 6 grammes.

Potain et Barié préconisent les doses faibles de 0, 50 centigrammes à 2 grammes dans le but d'éviter les accidents d'iodisme, et en particulier l'œdème aigu du poumon auquel les aortiques sont naturellement prédisposés.

Tous les auteurs qui prescrivent les doses moyennes et faibles sont d'avis que la médication doit être prolongée pendant des mois et même des années.

D'autres auteurs, en particulier Landouzy, Queyrat, prescrivent des doses fortes de 8 à 15 grammes par jour. Nous estimons qu'il faut toujours débuter par l'administration de doses faibles ou moyennes, afin de tâter la susceptibilité du malade et qu'il ne faut avoir recours aux fortes doses qu'en cas d'insuccès : le plus souvent il sera inutile de dépasser la dose de 4 à 6 grammes par 24 heures.

L'iodure sera administré le plus souvent en solution par voie buccale; il est parfois nécessaire, pour éviter les accidents d'intolérance gastrique, et ce surtout lorsqu'on a recours aux grosses doses, de l'administrer par voie rectale, en lavements.

Cherchewsky (du Saint-Pétersbourg) a conseillé d'associer à l'iodure le chloral à la dose de 0, 50 centigrammes à 1 gramme par 24 heures, en plusieurs prises, à titre de vasodilatateur.

Lorsque l'iodure est mal supporté, on peut y associer également le bicarbonate de soude et l'extrait thébaïque.

L'iodure de potassium est le plus souvent employé. Huchard a préconisé également l'iodure de sodium.

Enfin, dans certains cas, il peut devenir nécessaire de substituer aux iodures les médicaments à base d'iode organique, tels que le lipiodol, l'iodipine (en injections sous-cutanées bi-quotidiennes à la dose de 2 à 4 cmc.) ou la riodine sous forme de perles.

Mais l'iodure reste le plus souvent insuffisant; même lorsqu'il amène une amélioration, il est presque toujours nécessaire d'y associer le mercure ou le salvarsan.

Toutes les préparations mercurielles ont été ou peuvent être employées dans le traitement des anévrysmes aortiques. Les bons effets de ce traitement, ses indications sont signalées dans tous les traités classiques. On peut donc faire appel à l'une quelconque des diverses modalités du traitement mercuriel.

Certains auteurs, en particulier Bouchard, ont publié des observations de malades améliorés après traitement par les frictions mercurielles.

Lorsqu'on associe l'iodure de potassium au mercure, celui-ci est alors souvent administré à l'état de biiodure, par voie buccale, soit sous forme de sirop de Gibert, soit qu'on prescrive une solution comme celle-ci :

Biiodure de mercure.........	0,20 centigrammes.
Iodure de potassium.........	20 gr.
Eau distillée................	300 gr.

Chaque cuillerée à soupe contient 0,01 centigramme de bioidure et 1 gramme d'iodure. On prescrira deux cuillerées à soupe par jour et le malade sera soumis au traitement pendant 15 jours, avec 15 jours d'interruption, reprise du traitement et ainsi de suite.

Dans certains cas spéciaux, le médecin peut encore être amené à employer la voie rectale et à prescrire des suppositoires. Mais, le plus souvent, la méthode des injections devra être préférée. On emploiera la méthode des injections quotidiennes de biiodure soit en solution aqueuse, soit en solution huileuse, suivant la formule de Panas. La dose quotidienne sera de 0,02 centigrammes par jour, en séries de 10 à 15 injections.

On peut employer également la benzoate de mercure, ou même l'huile grise. Pour le benzoate, la technique généralement adoptée est la suivante. On prescrit :

Benzoate Hg.................	1 gr.
NaCl pur	2 gr. 50
Eau distillée................	100 cmc.

Un centimètre cube de cette solution contient 1 centigramme de benzoate Hg. On injecte 1 ou 2 centimètres cubes par jour. On peut employer également le calomel à la dose de 0,05 centigrammes par jour par séries de 6 injections hebdomadaires.

La voie intraveineuse sera souvent préférée. On pourra employer le cyanure de mercure, en solution aqueuse à 1 o/o, renfermant par conséquent 0,01 centigramme de cyanure de mercure par centimètre cube. On fera tous les deux jours une injection de 1 cmc. par séries de 10 injections, avec un intervalle de 1 à 2 mois entre chaque série. La pratique des injections intraveineuses demande une certaine habileté et une certaine minutie, la pénétration de la solution de cyanure dans le tissu cellulaire étant très douloureuse et pouvant en outre entraîner des accidents locaux.

Enfin Lian a préconisé récemment l'emploi du salicylarsinate de mercure qui associe les médications mercurielle et arsenicale et qui présente en outre l'avantage d'être bien toléré par l'organisme et de l'être en particulier mieux que le cyanure de mercure; les accidents dus à la pénétration de la solution dans le tissu cellulaire sont en particulier très atténués. Il y aura lieu, toutefois, de procéder avec le même soin minutieux que pour le cyanure.

On se sert d'une solution dosée à 0,03 centigrammes par centimètre cube. Et à la condition de surveiller attentivement le malade, on peut augmenter progressivement la dose jusqu'à atteindre 10 cmc. par injection intra veineuse. Lian (1) conseille de pratiquer une injection tous les 2 jours par séries de 12 à

(1) C. Lian, Traitement des anévrysmes de l'aorte (*l'Hôpital*, 1914, page 120).

14 injections; il propose la progression suivante, qui lui a donné des résultats favorables :

N° de la série	Durée de la série	Posologie des injections par semaine	Quantité inject. dans chaque série
1re série	4 semaines	3 injections de 2 cent. c.	72 centig.
2e série	id.	1 inject. de 2 c3 et 1 de 4 c3	id.
3e série	5 semaines	1 injection de 6 cent. c.	90 centig.
4e série	id.	1 — 8 —	1 gr. 20 c.
5e série	id.	1 — 10 —	1 gr. 50 c.

En réalité il est bon, lors de la 1re série d'injections, pour éprouver la susceptibilité du sujet, de ne faire pendant la première semaine que des injections de 1 centimètre cube. Les premières séries sont séparées par des intervalles de repos de un mois; les suivantes par des intervalles de plusieurs mois.

On a conseillé également l'emploi de l'hectine, de l'hectargyre.

Pendant toutes les périodes d'administration des sels mercuriels, les malades seront naturellement soumis aux soins habituels de la bouche : brossage après chaque repas à l'aide d'une brosse dure et de pâte dentifrice savonneuse et lavage après chaque repas avec une solution de chlorate de potasse à 5 o/o.

Les accidents d'intoxication mercurielle en effet, stomatite, entérite, etc..., sont toujours à prévenir, en particulier lorsqu'on emploiera l'huile grise ou le cyanure de mercure.

La découverte par Ehrlich du salvarsan et du néo-salvarsan est venue donner à la question du traitement spécifique des anévrysmes de l'aorte un regain d'actualité. Les espérances que le 606 avait fait naître, malgré les craintes formulées par Ehrlich lui-même (1) relativement à son application dans les affections cardio-vasculaires, le désir de trouver une arme plus puissante que le traitement mercuriel souvent insuffisant, sont autant de raisons qui ont amené les médecins à expérimenter cette nouvelle méthode thérapeutique.

De nombreux auteurs, parmi lesquels Vaquez et Laubry en particulier (2), se sont efforcés de créer une technique appropriée, destinée à permettre de transgresser la décision d'Ehrlich et à réduire au minimum les accidents toxiques et les accidents douloureux et émotifs qui ont si souvent chez les cardio-aortiques un retentissement grave, sans nuire cependant à l'action médicamenteuse.

La plupart des auteurs se sont ralliés à la technique des injections intraveineuses à petites doses. Le salvarsan et le néo-salvarsan ont été employés. Vaquez et Laubry, qui ont expérimenté les deux, reconnaissent

(1) Ehrlich, Die Salvarsantherapie (*Münch. mediz. Woch.*, 3 janvier 1911).

(2) Vaquez et Laubry, *Archives des maladies du cœur, des vaisseaux et du sang*, 1912, p. 561.

au néo-salvarsan une plus grande facilité de manipulation, en même temps qu'une toxicité égale et une action moins énergique à doses égales.

Il est probable que l'énorme avantage présenté par la facilité de préparation du néo-salvarsan, en même temps que la possibilité de l'employer en solutions concentrées ainsi que l'a montré Ravaut (1), le feront adopter de plus en plus par la majorité des médecins, bien que certains syphiligraphes lui préfèrent encore le salvarsan, auquel ils reconnaissent une supériorité d'action.

Ravaut a encore perfectionné sa technique en proposant de faire la dissolution dans l'ampoule même dans laquelle est livré le néo-salvarsan, et en aspirant la solution ainsi faite à l'aide d'un petit tube de verre qui contient un appareil filtrant.

La dose à employer est pour le salvarsan de 0,20 centigrammes par séries de 3 à 4 injections hebdomadaires avec plusieurs mois d'interruption entre chaque série. Certains auteurs ont employé des doses de 0,30, 0,40 centigrammes par injection sans obtenir de résultats nettement supérieurs.

Pour le néosalvarsan on emploiera des doses un peu supérieures.

On fera à 6 ou 10 semaines d'intervalle deux séries de 6 injections hebdomadaires de néosalvarsan :

(1) RAVAUT, *Soc. de Dermatologie*, 6 février 1913, et *Presse Médicale*, 1er mars et 2 avril 1913).

d'abord 15, puis 20, 25, 30 centigr. dans une première série, puis de 30 à 50 centigr. dans une deuxième série. Il est de règle que la première injection de la série soit suivie de fièvre, il est fréquent qu'elle soit suivie aussi de céphalée, de nausées ou de vomissements. Mais ces accidents doivent s'atténuer, puis disparaître aux injections suivantes. Chez les aortiques on peut observer exceptionnellement des crises de pseudo-asthme ou d'œdème pulmonaire aigu. Pour se mettre à l'abri de ces accidents, il est prudent de n'instituer un traitement anti-syphilitique intensif qu'après s'être assuré par l'épreuve du bleu de méthylène, ou mieux encore par la recherche de la constante d'Ambard, que la perméabilité rénale n'est pas notablement troublée.

Les auteurs qui ont employé la médication arsenicale sont d'accord pour ne l'entreprendre qu'après avoir tenté tout d'abord la médication iodo-mercurielle, qui, d'après Vaquez et Laubry, donne des résultats à peu près équivalents.

L'existence d'une lésion rénale comme l'apparition de symptômes asystoliques sont une contre-indication à l'emploi du salvarsan.

Nous avons observé personnellement, dans le service de M. le Docteur Laffitte, à l'hôpital Tenon, une malade atteinte d'anévrysme aortique, chez laquelle une injection de 0,45 centigrammes de néosalvarsan avait déterminé une augmentation notable de l'aire de matité de la tumeur : on est en droit de se demander si cette aggravation apparente de la lésion pourrait être rapportée à un phénomène analogue à ceux décrits sous le nom de réaction de Herxheimer?

Les résultats obtenus sont à peu près superposables d'après Vaquez et Laubry, à la suite du traitement mercuriel et arsenical; ils peuvent se résumer ainsi : les malades sont améliorés dans la majorité des cas; dans 1/3 seulement des cas environ le traitement est resté sans action.

L'amélioration obtenue est variable : chez certains malades on a pu constater une régression plus ou moins apparente des signes physiques, en particulier l'affaissement de la tumeur, lorsque celle-ci était visible et palpable en même temps qu'assez nettement circonscrite. Goldscheider (de Berlin) (1) a observé, après traitement par le salvarsan, la régression manifeste des petits anévrysmes; d'après lui cette régression est possible, même pour les anévrysmes de volume plus considérable et en tout cas la progression des lésions serait entravée.

De semblables améliorations ont pu être observées sous l'influence du traitement iodo-mercuriel, mais elles sont rares.

Enfin Vaquez et Laubry ont pu constater par des

(1) Goldscheider, *Mediz. Klinik*, 1912, n° 12.

examens orthodiagraphiques pratiqués en série des modifications objectives de la tumeur anévrysmale.

Le plus souvent les résultats obtenus se traduisent seulement par une sédation manifeste et durable des troubles fonctionnels : troubles de la circulation veineuse surtout; phénomènes douloureux et pseudos-angineux, troubles respiratoires et laryngés.

L'atténuation des symptômes n'indique pas toujours la régression de la poche elle-même, mais bien plus souvent celle des phénomènes de panaortite, de périaortite et de médiastinite syphilitique qui accompagnent l'anévrysme ainsi que l'ont montré des recherches récentes.

Mais il est permis de supposer que dans ces cas, si du moins la poche anévrysmale ne régresse pas, son extension et son accroissement ont pu être enrayés puisqu'on assiste à un amendement persistant des phénomènes de compression.

Le salvarsan, comme le mercure, en effet, ne s'attaque qu'aux poussées récentes, laissant intactes les lésions anciennes et organisées.

Vaquez et Laubry (1), étudiant les résultats comparatifs du traitement mercuriel et arsenical, constatent que l'inefficacité du traitement mercuriel est beaucoup plus rare chez les malades soignés par les injections intraveineuses de sels solubles, qu'elle ne l'était chez les malades traités par les anciennes mé-

(1) Vaquez et Laubry, *loc. citato.*

thodes, et ces auteurs concluent que les avantages et les indications de telle ou telle méthode dépendent avant tout du sujet et de sa lésion, et que les malades ont souvent, à l'égard de telle ou telle préparation mercurielle ou arsenicale, une sensibilité spéciale, une idiosyncrasie, et qu'en matière de thérapeutique la loi de l'affinité individuelle sera toujours vraie.

D'après ces mêmes auteurs, les deux médicaments mercure et salvarsan sont comparables, même au point de vue de la durée de leurs effets et tous deux exigent d'être employés de façon continue.

En présence d'un malade atteint d'anévrysme aortique, la règle générale de conduite du médecin, en matière de thérapeutique antisyphilitique semble donc devoir être la suivante : prescrire d'abord le traitement iodo-mercuriel (4 à 6 grammes d'iodure par jour et de préférence injections intraveineuses de cyanure de mercure). Si les résultats sont nuls ou insuffisants, substituer aux sels de mercure les combinaisons arsenico-mercurielles, ou même d'emblée le néosalvarsan en injections intraveineuses sous forme de solutions concentrées.

Méthode des injections de sérum gélatiné.

Cette méthode se propose de provoquer la coagulation du sang dans le sac anévrysmal. Elle trouvera surtout son indication dans les cas où le traitement antisyphilitique sera resté insuffisant.

Voici la technique de ces injections, telle que M. Lyon la décrit, d'après ses promoteurs.

La solution est formulée ainsi :

Gélatine blanche................	4 à 5 gr.
Solution physiologique de chlorure de sodium (7 p. 1000).........	200 cc.

M. A. Robin propose, comme prudente, la réduction de la dose de gélatine à 2 grammes, du moins dans les premières injections.

Certains auteurs ont proposé par contre des solutions plus concentrées, contenant jusqu'à 20 p. 100 de gélatine.

La solution ainsi faite doit être placée dans un ballon fermé à la lampe, et le tout stérilisé à 120°. On fait préparer à l'avance plusieurs ballons de même genre et de la même façon. Mettre quelques jours à l'étuve à 38°.

Au moment de l'injection, se munir d'un matras de 500 cc. à deux tubulures, l'une plongeant jusqu'au fond du ballon, et que prolonge au dehors le tube de caoutchouc classique terminé par l'aiguille en platine iridié; l'autre, qui est courte, est reliée extérieurement à une soufflerie ou à une petite pompe foulante; on interpose sur son trajet un renflement de verre où l'on place du coton hydrophile stérilisé, destiné à purifier l'air introduit.

Tout cet appareillage doit être très soigneusement stérilisé, de préférence à l'étuve à 120°, et, dans le cas d'impossibilité, par ébullition prolongée. L'aiguille de platine est, naturellement, flambée avec le plus grand soin.

Avant d'introduire le sérum gélatiné dans le matras, il faut le liquéfier au bain-marie à 38°. Dans ce même bain-marie on placera le matras après y avoir versé le sérum.

Lian conseille plus simplement de se servir des ampoules du commerce qu'on entourera d'ouate imbibée d'eau tiède.

Le reste de la technique se devine : désinfecter la peau de la fesse, y introduire profondément l'aiguille, puis insuffler de l'air dans le matras afin de chasser le sérum gélatiné qui pénètre ainsi dans l'organisme. Cette pénétration doit se faire avec la plus grande lenteur, l'injection devant durer, suivant la dose employée, de 10 à 20 minutes.

Lian ajoute que, comme la région injectée est un peu douloureuse pendant quelques jours, il lui paraît préférable de faire l'injection à la cuisse. L'injection sera renouvelée tous les 8 jours environ. Certains auteurs ont pratiqué chez le même malade jusqu'à 40 et 50 injections.

De nombreux cas d'amélioration ou de guérison ont été publiés.

« En général, dit M. A. Robin, dès la troisième

injection, les pulsations du sac anévrysmal tendent à s'atténuer : les troubles fonctionnels dus à la compression s'améliorent à partir de la sixième injection, et le volume du sac lui-même diminue après la dixième injection.

Cependant ces injections ont été suivies d'accidents graves dans d'autres cas. On a signalé des cas de mort subite par embolie. La possibilité de cette éventualité, tout exceptionnelle qu'elle soit, entraînera la nécessité du repos complet au lit pendant toute la durée du traitement.

On a signalé des cas de tétanos dus à l'emploi de solutions gélatineuses insuffisamment stérilisées.

L'ichtyocolle retirée de la vessie natatoire de l'esturgeon n'expose pas à ce danger et peut être substituée à la gélatine (Boinet). Elle renferme environ 90 p. 100 de gélatine pure, d'après Engel et Moitessier, et a une action coagulatrice très marquée. Dans une étude comparative faite par Boinet et Huon sur les effets coagulants de la gélatine et de l'ichtyocolle, ces auteurs ont montré que la coagulation complète du sang d'animaux de boucherie s'effectuait en onze minutes à l'air libre, en dix minutes après son mélange avec du sérum gélatiné et en huit minutes après addition de sérum à l'ichtyocolle.

On a reproché également aux injections de sérum gélatiné d'élever la tension artérielle. Pour Lancereaux, cette hypertension est trop passagère pour pouvoir influencer défavorablement l'anévrysme. Elle peut cependant, dans certains cas, être nuisible ou dangereuse (Broadbent).

La gélatine exercerait, d'après Lancereaux, une action directe sur le sang qui se coagulerait à son contact. D'après Boinet (1) elle n'agit, ni par le chlorure de calcium qu'elle contient, qui est à dose insuffisante (0,04 centigr. pour 200 grammes de sérum gélatiné), ni par l'acidité de la solution. Les effets de ces injections seraient donc bien dus à la gélatine elle-même.

La résorption des substances gélatineuses avait été mise en doute par Laborde, Camus et Gley, qui attribuaient l'action coagulante de la gélatine à son acidité. Des recherches expérimentales publiées par Boinet (2) il ressort que le sérum gélatiné injecté dans le tissu cellulaire sous-cutané est absorbé, sans que la gélatine se transforme en peptone, et que la coagulation du sang est accélérée *in vivo*.

Sackur, examinant au microscope les effets de la gélatine sur le sang, a remarqué que, sous son action, les globules rouges perdent la netteté de leurs contours et s'agglomèrent rapidement en petits grumeaux qui forment des noyaux de coagulation, lorsqu'ils se sont fixés sur la paroi interne inégale et rugueuse de l'anévrysme.

(1) Boinet, *Archives provinciales de médecine*, 1889.

(2) Boinet, article Anévrysmes de l'aorte; traitement, *in* Brouardel et Gilbert, nouveau Traité de médecine.

La gélatine n'augmenterait donc pas réellement les propriétés coagulantes du sang, mais, dans certaines conditions, elle en favoriserait la coagulation.

Moll a trouvé que les injections de gélatine accroissaient le fibrinogène du sang.

D'après Carnot (1), la gélatine agit peut-être en favorisant la leucolyse et la sécrétion de la plasmase.

D'une manière générale, on peut reprocher à la méthode préconisée par Lancereaux d'agir non pas sur la paroi du sac anévrysmal, mais sur le contenu de la poche, et de ne produire que des guérisons fortuites.

La gélatine peut encore être ingérée ou donnée en lavements, en solution à 10 pour 100 dans du sérum artificiel.

Dans l'intervalle des injections, il peut être utile de donner du chlorure de calcium à la dose de 2 à 4 gr. par jour.

Enfin la médication iodurée pourra également y être associée, dans le but d'agir en même temps sur la paroi artérielle.

Les principales contre-indications qui ont été signalées par les auteurs à l'application de la méthode sont les suivantes : la variété fusiforme, dans laquelle le ralentissement du sang dans le sac, condition indispensable à la coagulation, s'observe rarement ; l'an-

(1) Carnot, la Médication hémostatique, *in* l'*Œuvre médico-chirurgicale*, 1903.

cienneté de l'anévrysme, dont l'endartère n'est plus à une période de vitalité assez active (Regett) ; l'albuminurie (Robin).

Traitement Chirurgical.

Les méthodes chirurgicales de traitement proposées contre les anévrysmes de l'aorte thoracique ne sont pas moins nombreuses que les méthodes médicales.

Quelques travaux récents en France et à l'étranger ont rappelé l'attention sur elles dans ces dernières années, et malgré la rareté de leurs indications et leurs résultats souvent peu brillants, elles méritent d'être mentionnées.

Les méthodes chirurgicales comprennent ;

1° Les interventions directes sur le sac anévrysmal ;

2° La ligature des branches de la crosse aortique ;

3° Le wiring, ou filigalvanopuncture, qui résume à lui seul toutes les vieilles méthodes décrites sous les noms : d'acupuncture, de caloripuncture, de filipuncture, d'électro et de galvanopuncture, toutes méthodes condamnées par la majorité des médecins.

Le wiring représente la forme rajeunie sous laquelle vient de renaître en Amérique le procédé de Moore-Corradi. C'est là un procédé chirurgical moins sensationnel que les précédents, n'agissant qu'indirectement sur le sac, cherchant à y favoriser la coagulation et à enrayer le développement progressif de la tumeur anévrysmale et qui constitue une sorte de traitement palliatif capable de prolonger la vie du malade.

Interventions directes sur le sac anévrysmal.

Ces méthodes ont pour but l'extirpation du sac et la suture des bords de l'artère.

Les expériences de Carrel chez le chien ont montré qu'il n'est pas impossible d'aborder chirurgicalement l'aorte thoracique. Cet auteur (1), en s'aidant de la méthode de Meltzer (ventilation intrapulmonaire mécanique malgré l'immobilité de la cage thoracique après thoracotomie), s'est efforcé de créer une technique opératoire expérimentale. D'après lui, les diverses interventions possibles seraient :

a) L'exclusion longitudinale de l'aorte dans les anévrysmes sacciformes ;

b) Le tubage temporaire de l'aorte descendante et la dérivation latérale du sang pour les anévrysmes de l'aorte ascendante, ayant pour but de permettre la greffe vasculaire.

Expérimentalement même, il existe une impossibilité matérielle à l'intervention, du fait des phénomènes ischémiques médullaires ou cérébraux qui surviennent

(1) Carrel, *Presse médicale*, 1910, n° 2.

rapidement (au bout de 15 minutes environ) lorsque la circulation est interrompue dans l'aorte.

Tuffier (1) a défendu la légitimité des interventions directes ; mais les deux tentatives faites par lui en 1902 et en 1911 ont abouti à des échecs.

Ce ne sont pas tant deux insuccès qui doivent faire renoncer à cette action directe sur le sac anévrysmal que les objections d'ordre théorique que soulève la méthode (2).

D'une part, en effet, elle suppose, pour être applicable, un anévrysme sacciforme et bien pédiculé, siégeant sur la convexité, facilement accessible et non adhérent, conditions en réalité bien exceptionnelles. D'autre part, si les expériences de Carrel, Guleke, etc..., nous ont appris que la suture ou même la greffe artérielle sont possibles sur l'aorte saine du chien, il n'est rien moins que démontré que des sutures faites sur la paroi altérée d'une aorte anévrysmatique pourraient résister à la pression sanguine.

La cure radicale de l'anévrysme aortique paraît donc condamnée par le raisonnement comme par les faits, et comme l'a dit Huchard : « Les audaces théra-
« peutiques doivent s'arrêter au respect de la vie
« humaine. »

(1) Tuffier, *Société de Chirurgie*, 14 juin 1911.
(2) Lenormant, *in* Pratique médico-chirurgicale.

Ligature des branches de la crosse aortique.

La ligature du tronc brachiocéphalique ou de ses branches, dans le cas d'anévrysme de la portion ascendante de la crosse, c'est-à-dire la méthode de Brasdor-Wardrop, a été chaudement recommandée en France par Le Dentu et Guinard.

On a renoncé à la ligature directe du tronc brachio-céphalique ; la ligature simultanée de ses deux branches semble être la méthode de choix. On a publié des améliorations nombreuses (14 cas sur 25 dans une statistique d'Auvray) et durables : 3 ans (J.-L. Faure), 4 ans (Heath), 5 ans (Cunéo).

Cette intervention aurait pour résultat, d'après les auteurs qui ont traité de la question, de produire une amélioration des symptômes fonctionnels, et en particulier de la dyspnée, surtout de la dyspnée d'effort (Cunéo) (1).

Le mode d'action de cette double ligature est interprété par Barwell de la façon suivante. Cette intervention aurait pour résultat de faire dévier de droite à gauche et de rejeter le long de la paroi gauche de l'aorte le courant sanguin qui, à l'état normal, suit surtout la paroi droite et de déterminer au niveau de l'embouchure du tronc brachio-céphalique un remous capable de diminuer la tension sanguine dans l'aorte

(1) Cunéo, *Société de Chirurgie*, 5 juin 1911.

ascendante et dans le sac anévrysmal. Le ralentissement du courant sanguin et le dépôt de caillots seraient encore favorisés par le moindre appel de sang dans le tronc brachio-céphalique.

D'après Cunéo,au contraire,le résultat de la double ligature entraîne une élévation de tension dans la crosse aortique ;il en résulterait un redressement de la courbure de la crosse et peut-être une diminution de calibre de l'orifice de la poche.

On ne peut que faire des hypothèses sur les conséquences physiologiques qu'entraîne la double ligature des branches du tronc brachio-céphalique, mais il semble beaucoup plus plausible d'admettre qu'il en résulte une élévation de pression en amont, c'est-à-dire dans la portion ascendante de la crosse.

Cette intervention est contre-indiquée dans les anévrysmes situés à gauche de l'embouchure du tronc brachio-céphalique, parce qu'alors non seulement la coagulation intra-anévrysmale ne se produit pas,mais que la tumeur s'accroît en général rapidement par suite de l'augmentation de pression dans l'anévrysme.

Elle est contre-indiquée également dans le cas de sclérose artérielle généralisée et d'athérome de la carotide gauche, conditions qui exposent le malade à une thrombose ou à une embolie.

Cette méthode, bien qu'elle ait pu procurer une amélioration des troubles fonctionnels,n'en reste pas moins dangereuse. D'après Boinet,c'est un procédé de nécessité à n'employer que lorsque, toutes les autres thérapeutiques ayant échoué, la tumeur anévrysmale menace la vie du malade en l'exposant à des accidents respiratoires graves où à une hémorragie foudroyante par rupture.

Huchard, qui cependant condamne sévèrement la filigalvanopuncture, concède qu'après échec des traitements médicaux on peut avoir recours au procédé de la double ligature de la carotide et de la sous-clavière droite.

La ligature de la carotide primitive et de la sous-clavière gauches pour les anévrysmes siégeant sur la portion horizontale de la crosse a donné des résultats moins bons.

Wiring.

On désigne sous ce nom, qui n'a pas d'équivalent en français, une méthode thérapeutique qui consiste dans l'introduction à l'intérieur du sac d'un fil métallique de longueur variable, souvent considérable, au moyen duquel on fait passer un courant électrique qui amène le dépôt de lamelles de fibrine le long des parois et par conséquent le renforcement de celles-ci.

L'idée des premiers auteurs était simplement de provoquer la coagulation du sang autour d'un corps étranger ; le caillot cruorique était supposé devenir plus tard lamelleux et s'organiser sous l'influence mécanique du battage du courant sanguin par le fil.

Or, l'organisation du caillot n'est point un phénomène mécanique, mais le résultat de la prolifération de l'endartère ; cette donnée physiologique a même servi de base à une méthode voisine du wiring, le needling de Macewen, qui consiste à érafler l'endartère à l'intérieur de la poche avec la pointe d'une aiguille pour amener ultérieurement la formation d'une thrombose dans le sac. L'emploi de cette méthode ne s'est pas répandu, parce qu'elle demande des séances répétées sur une longueur de temps que l'on a bien rarement à sa disposition.

Technique. — La nature du fil employé est fort importante ; on a employé l'argent, l'alliage d'argent et de cuivre, l'or. Lusk emploi un alliage spécial dit « clasp », dont la composition est la suivante :

Or	62, 9
Argent	17, 9
Platine	17, 4
Cuivre	5, 8

Ce fil doit être étiré très fin jusqu'au n° 29 ou 28 de la filière Brown et Sharpe.

Les qualités spéciales de ce fil sont :

1° Son ressort qui lui permet de reprendre immédiatement sa forme primitive après le passage à travers une aiguille droite ;

2° Son inaltérabilité sous l'influence du courant électrique.

Il est à remarquer que ces desiderata sont exactement opposés à ceux formulés par Freemann en 1901.

La longueur du fil à employer a été très diversement appréciée par les auteurs (42 cent. Burresi et Corradi, 67 mètres et demi Rosevelt).

Les auteurs justifiaient l'emploi de telles quantités par l'idée alors régnante de créer dans toute l'étendue de la poche un lacis à mailles serrées dans le but de faciliter la coagulation sanguine.

De 2 mètres 1/2 à 4 mètres sont amplement suffisants d'après Hare, Finney et Lusk.

L'enroulement du fil est chose extrêmement délicate et laborieuse et nécessite des précautions spéciales ; sa portion initiale doit être enroulée en spirale serrée de façon à n'avoir point tendance à blesser la paroi artérielle ou à s'égarer dans l'aorte elle-même par l'orifice de communication de la poche.

Ensuite le fil est enroulé en spires d'un diamètre correspondant au diamètre supposé de la poche, ou mieux un peu supérieur à celui-ci.

L'aiguille employée est une aiguille d'or, inattaquable par l'électrolyse et recouverte d'une couche d'isolant. La lumière doit être juste suffisante pour laisser passer le fil librement, sans frottement. — C'est là un point important, car l'hémorragie par l'aiguille peut être très considérable.

L'aiguille et le fil sont stérilisés par ébullition dans l'eau distillée.

La source du courant est le plus souvent une batterie d'accumulateurs ; ceux-ci ont l'avantage d'être complètement sous la surveillance de l'opérateur, mais le désavantage de donner un courant dont l'intensité peut varier au cours d'une même séance, surtout si la batterie n'a pas été fraîchement rechargée.

L'intensité du courant a beaucoup varié. Lusk conseille d'élever progressivement en deux minutes l'intensité à 100 milliampères, de maintenir cette force pendant un quart d'heure, puis d'abaisser successivement cette force à 50, 40, 30 milliampères, chacune de ces intensités étant maintenue pendant un quart d'heure de sorte que la durée totale de la séance est de une heure.

L'électrode négative est une large pièce de feutre de 30 cm. sur 25 cm. et doublée sur sa face qui ne repose pas sur la peau d'une feuille de caoutchouc. Elle est placée sur le dos du malade, après avoir été imbibée d'une solution de sel à 10 pour 100. Elle doit correspondre à la zone anévrysmale et la dépasser. La borne doit être centrale; tous ces détails ont leur importance, car ils influent grandement sur la qualité et la distribution du caillot dans le sac.

Le pôle négatif est plutôt le siège de phénomènes de dissolution que de coagulation.

Après anesthésie locale facultative, l'aiguille doit être introduite non pas au point proéminent de la tumeur, mais au contraire au point où la paroi du sac est la plus épaisse.

Ce temps de l'intervention est en général facile et se fait directement en un seul temps à travers la paroi thoracique. Ce n'est que tout à fait exceptionnellement que certains auteurs ont eu recours à une incision préalable ou même à la thoracotomie avec ablation d'un plastron sterno-costal.

Finney recommande de dévier fortement la peau avant de la perforer, afin que les deux plaies cutanée et musculaire ne soient pas dans la projection l'une de l'autre.

L'aiguille est poussée lentement, jusqu'à ce que le sang jaillisse en jets synchrones aux battements du pouls. L'introduction du fil diminue l'hémorragie, mais ne la supprime pas entièrement. Finney préfère introduire le fil dans l'aiguille avant de perforer la paroi si la poche est profonde. Lorsque l'aiguille doit pénétrer profondément, sa garde doit être isolée de la peau par une rondelle de caoutchouc.

Le fil est introduit peu à peu dans la poche ; la facilité ou la difficulté que présente ce temps de l'opération donnent des indications sur le mode d'enroulement du fil dans la poche. Lorsque le fil semble pénétrer trop facilement, Lusk propose de tordre la partie extérieure du fil dans le but de modifier la disposition des anses à l'intérieur du sac.

Le fil, de même que le pavillon de l'aiguille, sera isolé de la peau du malade.

Si l'on emploie le courant de la ville, non seulement

la table d'opération sera isolée, mais l'opérateur lui-même sera pourvu de chaussures à fortes semelles de caoutchouc et le sol de la salle devra être parfaitement sec.

La séance d'électrolyse terminée, on décolle par de petits mouvements de va et vient légers l'aiguille du fil auquel elle adhère ; on décolle de même l'aiguille des tissus par de petits mouvements de rotation, puis on tire très légèrement sur le fil et après avoir déprimé fortement la peau à l'aide d'une paire de ciseaux courbes, dont la convexité est appliquée sur la paroi, on retire l'aiguille, puis on coupe le fil au ras de la peau. Généralement il n'y a point d'hémorragie, ou bien elle est minime et s'arrête facilement. Si elle semble inquiétante, Lusk conseille, avant de couper le fil, de faire passer un courant de 50 milliampères pendant quelques minutes ; la légère brûlure électrolytique ainsi produite est suffisante en général pour arrêter l'hémorragie

Le malade doit être maintenu dans un état de repos complet pendant quatre semaines au moins après l'intervention.

Les incidents possibles seraient sans gravité d'après les auteurs qui ont pratiqué le wiring.

Les incidents immédiats, dus par exemple à l'introduction du fil dans l'aorte, les syncopes, la brûlure des tissus, les hémorragies peuvent être évités par l'emploi d'une technique rigoureuse.

Les accidents ultérieurs : hématome, nécrose, infection, sont évitables également et sont survenus dans les cas traités à une époque où la méthode n'avait pas atteint son degré actuel de perfectionnement.

Jamais les auteurs n'ont eu à enregistrer de mort immédiate au cours ou à la suite de cette intervention ; la mort au cours de la première semaine est survenue dans 1/7 des cas, mais parmi ceux qui ont pratiqué le wiring, beaucoup d'entre eux n'ont refusé de traiter aucun malade, quelque menaçants qu'aient été les dangers de rupture de la poche.

Les embolies qui peuvent se produire à la suite de l'intervention ne nous paraissent toutefois que difficilement pouvoir être rendues évitables même par l'opérateur le plus habile.

Les résultats obtenus sont la sédation des signes fonctionnels et de la douleur en particulier ; cette sédation est constante ; elle succède parfois immédiatement à l'introduction du fil dans la poche et semble devoir être attribuée alors à un phénomène d'ordre réflexe.

La diminution de la pulsatilité de la poche a été observée également bien que moins fréquemment. La rétraction de la poche après le traitement est encore plus rare.

Ces améliorations ne sont souvent que passagères, et le traitement a dû être renouvelé dans 1/3 des cas ; un même malade a été traité 4 fois par le wiring.

La survie obtenue a été de plus de 3 mois dans la moitié des cas et de plus de un an dans 1/5 des cas environ. On a rapporté des cas de guérison complète.

Le wiring est actuellement considéré en Amérique comme la seule méthode qui ait quelques chances de succès dans le traitement des anévrysmes inopérables.

D'après les auteurs qui la préconisent, cette méthode n'est pas dangereuse, et il n'y aurait pas de contre-indication à son emploi. Bien qu'elle soit indiquée dans les anévrysmes sacciformes surtout, elle serait applicable également aux anévrysmes fusiformes, dont plusieurs cas ont été traités par ce procédé.

L'état de la paroi artérielle a une grande importance au point de vue des résultats; ceux-ci seraient à leur maximum dans le cas des anévrysmes traumatiques.

Hare (1) réfute comme il suit les critiques qu'on a adressées au wiring. On a dit que cette opération, même si elle n'est pas dangereuse, est sans utilité et que la guérison est impossible par ce procédé.

« Si par là on entend, dit-il, la disparition totale « de tous les symptômes de la maladie, il n'y a pas « de guérison possible; mais si on entend par guéri- « son la sédation des douleurs angoissantes, la dimi- « nution de l'accroissement de la tumeur, la cessation « des symptômes alarmants de compression et la pro-

(1) Hare, The treatment of sacculated aneurysm by wiring and electrolysis (*The Journal A.M.A.*, avril 1912).

« longation de la vie alors que la mort semblait immi-
« nente, alors dans ce cas l'opération est justifiée,
« d'autant plus qu'elle ne semble présenter que des
« dangers bien minimes. »

Méthodes accessoires.

Sous ce titre nous voulons réunir diverses méthodes thérapeutiques qui ont été proposées dans le traitement des anévrysmes aortiques et dont les résultats ne sont pas encore définitivement acquis. Ce sont :

1° La méthode d'Abrams ou réflexothérapie ;

2° Le traitement galvanique percutané ou ionisation ;

3° La méthode alcaline;

4° La méthode de Lemoine (de Lille).

Méthode d'Abrams.

Abrams (de San-Francisco) a mis en évidence en 1904 (1) l'existence d'un réflexe aortique de contraction provoqué par la percussion forte de la 7e apophyse épineuse cervicale et d'un réflexe de dilatation provoqué par la percussion des 4 dernières apophyses épineuses dorsales.

L'aorte normale comme l'aorte pathologique réagis-

(1) Abrams, *American Medecine*, 2 avril 1904 ; *Medical Record*, 16 sept. 1905.

sent au réflexe. L'auteur en déduit la possibilité d'utiliser cette méthode à la fois pour le diagnostic et pour le traitement des anévrysmes aortiques.

Les symptômes relevant d'un anévrysme de l'aorte thoracique sont accentués après la percussion des épines des 4 dernières vertèbres dorsales et sont atténués par celle de l'épine de la 7e vertèbre cervicale, quoique plusieurs séances soient nécessaires pour obtenir ce résultat.

De plus, une surface de matité qui s'élargit quand on percute les 4 dernières épines dorsales et qui se rétrécit quand on percute la 7e épine cervicale doit faire songer à un anévrysme.

Tel est le principe qui sert de base à la méthode thérapeutique échafaudée par Abrams sous le nom de réflexothérapie ou de spondylothérapie.

Tout d'abord, il est permis de se demander si le réflexe d'Abrams sera constant dans le cas d'une aorte pathologique, et si, comparativement à ce qui se passe dans le phénomène du réflexe de contraction myocardique décrit par le même auteur, la périaortite et la médiastinite ne s'opposeront pas fréquemment à la dilatation et surtout à la rétraction du sac anévrysmatique.

La technique préconisée par Abrams comme méthode thérapeutique consiste dans la percussion forte soit à l'aide d'un appareil spécial ou plus simplement d'un marteau percuteur avec interposition d'un plessimètre ou d'une bande de caoutchouc de la 7e apophyse épineuse cervicale ; l'auteur procède par séances quotidiennes de 15 minutes.

La pathogénie du phénomène réflexe de contraction a pour base l'excitation du centre vaso-constricteur de l'aorte situé dans le 3e segment dorsal de la moelle.

Abrams prétend avoir obtenu par ce procédé la guérison symptomatique de certains anévrysmes aortiques, c'est-à-dire la disparition des signes fonctionnels, et même la réduction de la tumeur anévrysmale. D'après lui cette guérison se maintient et peut être vérifiée par la radioscopie. Elle pourrait toujours être obtenue,« à l'exception des cas où l'anévrysme a pro-« gressé au delà de toute restitution ».

Houlié a rapporté tout récemment (1) le cas d'un malade qui aurait été considérablement amélioré après traitement par cette méthode. Il est fâcheux que dans ce cas le traitement par la réflexothérapie ait été précédé de 15 injections de cyanure de mercure.

Ionisation.

L'ionisation ou traitement galvanique percutané a été expérimentée par Albrand (2) sur plusieurs malades atteints d'anévrysmes aortiques.

L'électrode positive est appliquée sur la paroi tho-

(1) Houlié, *Société de médecine de Paris*, 8 mai 1914.
(2) Albrand, *Zeitschr. für Mediz. Elektrolyse*, 1910, n° 12.

racique au niveau du siège de la tumeur ; l'électrode négative sur la région dorso-lombaire ou sur la nuque. Le courant est amené progressivement à 25-30 milliampères et maintenu pendant 20 minutes, puis ramené lentement à zéro.

La haute fréquence peut être associée à ce traitement, mais accessoirement.

L'auteur rapporte 3 cas dans lesquels il a obtenu une amélioration marquée ; les malades purent reprendre leurs occupations.

Dans 2 cas, le contrôle radioscopique montra une diminution de 13 à 16 millimètres du plus grand des diamètres de la tumeur aortique.

Médication alcaline.

On a cherché à substituer aux iodures dans le traitement de l'artério-sclérose et des anévrysmes aortiques la médication alcaline par le bicarbonate de soude, les sels de lithine, les sels de strontium, etc.

Cette médication a pour base l'idée que l'artério-sclérose est fonction de l'arthritisme, qui est lui-même une modalité de la diathèse urique. C'est en vertu de ces idées que fut établi le sérum de Trunececk, composé de sels alcalins et en particulier de phosphate de soude.

Les travaux de Fauvel (1) semblent avoir démon-

(1) FAUVEL, *Comptes rendus Soc. de Biologie*, 1907, p. 811.

tré que la médication alcaline n'exerce aucune action sur l'excrétion de l'acide urique, du moins avec un régime sans purines.

Méthode de Lemoine (de Lille).

La méthode thérapeutique proposée par le professeur Lemoine (1) a pour base la notion pathogénique de l'origine cholestérique de l'athérome et de l'artério-sclérose et consiste en l'emploi des solutions colloïdales de phosphatides.

Cette méthode thérapeutique a été appliquée à quelques cas d'anévrysmes aortiques sans avoir donné de résultats bien sensibles. Nous ne faisons que la signaler.

D'après son promoteur, elle a une action remarquable sur l'aortite chronique et entraîne un abaissement lent et régulier de la pression artérielle, en même temps que l'atténuation de la dyspnée d'effort et des phénomènes douloureux de l'aortite. Elle augmenterait en outre la diurèse.

(1) LEMOINE, *l'Artério-sclérose et l'athérome*, Vigot frères, édit., Paris, 1913.

Thérapeutique symptomatique.

Dans ce chapitre peuvent prendre place :

La compression directe, qui devra être douce, lente et prolongée et sera pratiquée avec un pansement ouaté ou à l'amadou. C'est une méthode à peu près illusoire ;

Les applications de glace, dont les bons effets passagers signalés par les auteurs sont possibles, car le froid ne peut que favoriser la formation de caillots passifs. Cette méthode serait indiquée surtout dans les tumeurs saillantes à l'extérieur et ayant tendance à la rupture ; les dangers d'escarre imposent une grande prudence dans son application.

Huchard préconisait une médication *hypotensive et vaso-dilatatrice*. La trinitrine peut être prescrite aux doses progressives de VI à XII gouttes d'une solution à 1 p. 1000. On a proposé également le tétranitrol, le nitrite de soude. La vératrine est souvent mal supportée, d'après Robin.

L'usage de la *digitale* doit être réservé aux cas où l'asystolie est menaçante.

La menace de rupture entraînera l'immobilisation absolue au lit avec régime lacté exclusif ; les applications de glace ou la compression, les petites saignées pourront être employées.

Contre *les douleurs, la dyspnée, les hémoptysies et*

la toux, on emploiera la morphine. Voici en outre contre ces divers symptômes les moyens recommandés par le professeur Robin ; on pourra prescrire :

a) Contre la dyspnée :

Solution alcoolique d'oxycamphre à 50 o/o.
X gouttes 5 à 6 fois dans les 24 heures.

b) Contre les hémoptysies :

Chlorure de calcium....................	4 gr.
Sirop d'opium..........	30 gr.
Eau distillée..........................	120 gr.

A prendre dans les 24 heures.

c) Contre la toux :

Extrait thébaïque........................	0,01
— de datura stramonium............	0,01
Poudre de réglisse / Sirop de gomme } â â..................	q. s.

Pour une pilule.

2 à 3 pilules dans les 24 heures.

Contre les *accidents laryngés*, le tubage peut devenir nécessaire.

Contre les phénomènes *d'asphyxie* par compression trachéo-bronchique on a préconisé la trachéotomie avec emploi d'une longue canule.

Les épanchements pleuraux seront évacués prudemment, sans aspiration.

CONCLUSIONS

I. — Les faits cliniques, les statistiques étiologiques et la recherche systématique de la réaction de Wassermann ont confirmé cette notion que presque tous les anévrysmes aortiques sont d'origine syphilitique. Les anévrysmes rhumatismaux seraient possibles, mais exceptionnels, en particulier chez l'enfant.

II. — Les progrès de la radiologie et en particulier l'emploi de la méthode orthodiagraphique ont permis de déceler précocement des anévrysmes cliniquement latents et de vérifier par des examens en série les résultats cliniques obtenus.

III. — En présence d'un malade atteint d'anévrysme aortique, le traitement diététique et antisyphilitique s'impose.

Le malade sera mis au repos et au régime lacto-végétarien. Il sera soumis au traitement iodomercuriel. On emploiera de préférence les sels solubles.

Lorsque ce traitement sera resté inefficace on lui

substituera le salvarsan ou le néosalvarsan en injections intraveineuses à doses faibles.

IV. — La méthode des injections de sérum gélatiné a donné des résultats discutables. On n'y aura recours qu'après l'échec du traitement antisyphilitique.

V. — Le traitement chirurgical ne sera que bien exceptionnellement indiqué. Deux méthodes sont à retenir : la ligature du tronc brachio-céphalique ou de ses branches dans les anévrysmes de l'aorte ascendante, et le wiring ou filigalvanopuncture.

VI. — Les indications thérapeutiques seront complétées par la médication symptomatique et le traitement des complications.

VII. — Les résultats obtenus par le traitement antisyphilitique sont inconstants. On a pu observer la régression de la tumeur et la vérifier à la radioscopie, mais le plus souvent on assiste à la régression des seuls symptômes fonctionnels, qui semblent sous la dépendance de la périaortite et de la médiastinite syphilitique.

BIBLIOGRAPHIE

ABRAMS. — Contribution au traitement des anévrysmes aortiques, *Presse médicale*, 1911, n° 79.

ALBRAND. — *Zeitschr. für medizin. Electrolyse*, 1910, n° 12 (Analyse in *Presse médicale*, 1911, p. 600).

ANDERS et MANN. — *Trans. Call. Phys. Philadelphia*, 1908, t. XXX.

BABONNEIX et BARON. — Compression du tronc veineux brachio-céphalique droit chez une malade atteinte d'anévrysme de la crosse de l'aorte ; disparition de l'œdème et de la cyanose par le traitement mercuriel, *Gazette des hôpitaux*, 30 janvier 1912.

BALLANCE. — *The Lancet*, 1er octobre 1904.

BARIÉ. — Traité des maladies du cœur et de l'aorte.

BARJON. — *Paris médical*, 5 juin 1913.

BARLING. — *The Lancet*, 1912, t. I, p. 1999.

BARTH. — *Société médicale des hôpitaux*, 9 février 1906.

BARWELL. — *The Lancet*, 5 juin 1886, p. 1058.

BEARSDLEY. — *Therap. gaz.* mars 1911.

BÉCLÈRE. — Sur le diagnostic différentiel des anévrysmes de l'aorte, *Soc. de radiol. médicale*, Paris, 12 mai 1910.

BLACQUE. — Traitement des anévrysmes de la crosse de l'aorte par la ligature simultanée de la carotide primitive et de la sous-clavière droites. Thèse Paris, 1895.

BOINET. — Maladies de l'aorte, in *Nouv. traité de méd. et de thérap.*, par BROUARDEL et GILBERT.

— *Archives générales de médecine*, 1904, 1905, 1906.

— *Archives provinciales de médecine*, 1899.

— *Journal des praticiens*, août 1899.

— *Revue de médecine*, 10 février et 10 mai 1897; 10 février et 10 juin 1898.

P. BROCA. — Des anévrysmes et de leur traitement, Paris, 1856.

CARNOT. — La médication hémostatique, in *l'Œuvre médico-chirurgicale*, 1903.

CARREL. — Chirurgie expérimentale de l'aorte thoracique. *Presse médicale*, 1910, n° 2.

CHALIER et DUPONT.— *Société médicale des hôpitaux de Lyon*, novembre 1912.

CHRISTIAN. — Aneurism of the thoracic aorta treated by wiring. *New York med. Journal*, 1912, 1er sem., p. 292.

COMBY. — *Bulletins de la Société médicale des hôpitaux*, 8 janvier 1892 et 15 décembre 1893.

DECLOUX et GAUDUCHEAU.— Ectasie aortique et Salvarsan, *Société médicale des hôpitaux*, 3 mai 1912.

DE LA RUE.— Thèse Paris, 1913.

DELBET et MOCQUOT.—Traitement chirurgical des anévrysmes aortiques, in *Traité de Chirurgie*, LE DENTU et DELBET.

DE MASSARY.—Article Anévrysmes de l'aorte, in *Pratique médico-chirurgicale*.

DIEULAFOY.—Etude sur la médiastinite syphilitique. *Presse médicale*, 30 novembre 1910.

— Manuel de Pathologie interne.

ESHNER.— *Amer. Journ. méd. Sciences*, 1910, p. 496.

J.-L. FAURE.— *Société de Chirurgie*, 14 juin 1911.

Feytaud. — Thèse Paris, 1906.

Finney. — *Ann. of surgery*, t. LV, 1912, p. 668.

Freemann. — *Trans. amer. surg. Assoc.*, 1901.

Gardner. — Traitement des anévrysmes inopérables par le wiring. *Gazette des hôpitaux*, 4 oct. 1913.

Goldscheider. — *Medizinische klinik*, 1912, n° 12.

Griffiths. — *The Lancet*, 12 août 1905, p. 442.

Guinard. — *Société de Chirurgie*, 7 juin 1911.

Hare. — *Journal amer. med. Association*, 6 avril 1912.

— *Therap. gaz.*, 1898, p. 203 ; 1900, p. 9 et p. 510 ; 1903, p. 19 ; 1905, p. 433.

Houlié. — *Société de Médecine de Paris*, 8 mai 1914.

Huchard. — Traité des maladies du cœur et de l'aorte, t. II.

— Consultations médicales (1906).

— Nouvelles consultations médicales (1906).

Hunner. — *Johns Hopkins hosp. Bulletin*, 1900, p. 263.

Kerr. — *Occidental med. Times*, 1889, p. 1.

Lambour. — Etude sur la médiastinite chronique chez l'enfant. Thèse Paris, 1911.

Lamy et Cléret. — *Société médicale des hôpitaux*, 17 mai 1907.

Lancereaux. — *Académie de médecine*, 22 juin 1897, 11 octobre 1898, 5 et 12 juin 1900, 1er août 1901, 5 juillet 1904, 26 juin 1906.

— Les anévrysmes des gros vaisseaux. *Gazette des hôpitaux*, 1906, p. 867.

Laubry et Parvu. — *Société de Biologie*, 1er mai 1909.

Le Gendre. — Thèse Paris, 1884.

Legrand. — *Soc. d'anat. pathol. de Bruxelles*, 7 novembre 1912.

Lemoine. — L'artério-sclérose et l'athérome ; leur pathogénie, leur thérapeutique, leur régime alimentaire. Vigot frères, édit., Paris, 1913.

LENORMANT. — Traitement chirurgical des anévrysmes de l'aorte, in *Pratique médico-chirurgicale* (supplément).

LETULLE. — Diagnostic des anévrysmes de l'aorte. *Presse médicale*, 1913, n° 22.

LIAN. — Traitement des anévrysmes de l'aorte, in *l'Hôpital*, 1914.

LIAN et BARON. — De la médiastinite syphilitique. *Progrès médical*, novembre 1912.

LIAN et VERNES. — Du rôle étiologique de la syphilis dans les aortites chroniques. *Presse médicale*, 1914, n° 21.

LUSK. — *Annals of surgery*, juin 1912 et mars 1913.

LYON. — Traité de Clinique thérapeutique.

MATAS. — *Amer. méd.*, 1901, p. 546.

MACEVEN. — *Annals of surgery*, novembre 1912.

MONOD. — Sur le traitement des anévrysmes de la crosse de l'aorte. *Soc. de Chirurgie*, 5 juillet 1911.

MOORE. — *Méd. chir. Trans.*, 1864, p. 129.

OLIVER. — Spontaneous cure of thoracic aneurysm. *The Lancet*, avril 1909.

OULMONT. — *Société médicale d'observation*. Paris, 1855, t. III, p. 463.

PETIT. — Article Anévrysmes de l'aorte, in *Traité de médecine* de CHARCOT, BOUCHARD et BRISSAUD.

RAVAUT. — La pratique des injections intraveineuses de salvarsan en solutions concentrées. *Presse médicale*, 1er mars 1913 et 2 avril 1913.

ROBIN. — *Journal des Praticiens*, 1908, p. 553.

ROOSEVELT. — *Méd. news*, 1887, p. 397.

ROQUES. — Contribution à l'étude des anévrysmes de l'aorte. Thèse Paris, 1913.

SATTERLEE. — A case of thoracic tumor and aneurism of the descending thoracic aorta, treated with Salvarsan. *New-York med. Journal*, janvier 1912.

SERGENT. — La médiastinite syphilitique considérée dans ses rapports avec l'anévrysme de l'aorte. *Presse médicale*, 3 juillet 1912.

STEWART. — *Phil. med. Journal*, 12 novembre 1898.

TUFFIER. — *Société de Chirurgie*, 14 juin 1911.

VAQUEZ et BORDET. — Le cœur et l'aorte. Etudes de radiologie clinique. J.-B. Baillière et fils, Paris, 1913.

VAQUEZ et LAUBRY. — Traitement spécifique des aortites syphilitiques et des anévrysmes de l'aorte, in *Archives des maladies du cœur*, 1912, et *Paris médical*, 1912, p. 257.

VERHOOGEN. — *Soc. Belge de Chirurgie*, 25 juin 1910.

VIGOUROUX et COLLET. — *Société anatomique*, 29 décembre 1905.

TABLE DES MATIÈRES

Poitiers. — Imp. G. ROY, 7, rue Victor-Hugo.

www.ingramcontent.com/pod-product-compliance
Ingram Content Group UK Ltd.
Pitfield, Milton Keynes, MK11 3LW, UK
UKHW021221230726
13926UKWH00003B/1161

9 782014 11036